すべての人に気は満ちている

なぜ、宇城憲治は「気」を自在にするまでに至ったか

聞き手　野中ともよ

はじめに

「庭にいる3匹の犬と、部屋の中にいる大好きな2匹の猫。彼等と同じように猫犬語がペラペラ話せる人間になりたい！」

小学校低学年の頃、獣医さんか、天文学者か、パン屋さんか。迷いながらも、絶対かなえたいと思っている、わたしの夢のひとつだった。金魚鉢にいるメダカや、甕《かめ》の亀さん、ケージの中のシマリスたちとも話したかったが、喋ってないし、これは無理だ、と諦めかけたある日、ふと気づいたことがある。

いや、喋らなくても、通じるな。目をジッと見たり。にゃん、とか、ワンとか言わなくても、思ってることがなんとなく分かるし。なんだこりゃ……？　大好きだからかな……？

父の仕事の関係で、我が家には、ご近所では見たこともないような真っ黒な肌のおじさんや、金髪で、透き通るように白い肌の美しいおねえさんなど、海外からの客人の来訪が多くあった。ヒト科にも、こんなにいろんな種類があるんだなあ……。話す言葉もぺらぺらぺらら。ほとんど分からない。でも、不思議に、この人は良いヒトだ。あ、ダメだ。このおじさんは、ナンカ意地悪の空気だ。welcomeのご挨拶に居間に入ったとたんに判るのだ。

翌朝の食卓でその感想を伝えると、父は「そうか、昨日は『気』が合ったんだ、良かったね」と笑い、反対の印象の時には「『気』が合わない人もいるからなあ」と。「でも、とんちょ(ともよ、のわたしを父はこう呼んでいた)のスマイルなら大丈夫、みぃんな『気』が合うようになっちゃうからね」。ふーん、そんなもんなんだ。言葉も大事だけど『気』ってもんも、結構大事なんだ……。分かったような、分からないような……。

思えば日本は「気が利く、気が重い、気がひける、気が置けない、気働き、元気、病気、天気……」もちろん「気が合う」などなど、挙げればきりがないほど『気』を伴う言葉や表現にあふれた国である。これは、とりもなおさず、日常生活の中に、わたしたち自身が、それこそ、気にもとめないほどに、『気』の実態や『気』の存在を認識してきた文化があったからだと思う。

サミットだ、オリンピックだ、アカデミー賞だ、と、世界各地の、まったく異なる分野を取材するジャーナリストとしての仕事や、企業経営に携わるようになっても、幼な心に刻まれた、『気』とは何か。このクエスチョンマークは、常に、心の中にあった。

そうした中で、いまや、師匠と仰ぐ宇城憲治先生との衝撃的な出会いをいただくことになる。本文でも触れたが、それはまったくの偶然で、ふと手にした一冊の本がきっかけだった。

「現場に行かなければ、分からない」「この目で見なければ、信用できない」等々。ジャーナリスト時代からの心根は、あまり変わらない。即刻、道場へお邪魔をし、それこそ、雷に全身を打たれることになる。

ずらりと立ち並ぶブラックベルトの巨漢たち。スキニーな女性もちらほらいるが、聞けば元フルコン系空手のチャンピオンもいるという。その彼らががっつり徒党を組むがごとく、腕を組み一団になっているのだが、たった一人、対峙する小柄な師匠が中央のひとりの襟《えり》に手をかけて右へ引くと……。波打つように、全員がよろめきながら右へ倒れこんでいく。

細腕とは言わないが、わたしの腕VS黒帯巨漢の腕相撲。加えること5人のさらなる黒帯軍団が、彼の腕を支えて、わたしへの勝負をかける。もちろん、いちころでわたしはバタン！だが、師匠が「野中さんに『気』をかけましょう」と言うが早いか、わたしの腕はいとも簡単に6人黒帯組をパタン、と始末できてしまったのである。相手が10人になろうと、なんのことは、ない。パタン。爽快！　挙げればきりがない出来事が、次から次に起こっていく。

本書は、そこから始まった『気』とは何か、『気』を自身に見出し、『気』の力とともに豊かな人生を過ごしていくには、どのようなことに心を配り、どのような日常を過ごしていけばよいのか。目には見えない『気』の存在を、どう捉えればよいのか。まったくのシロウトの質問にも、一つひとつ分かりやすく応えてくださる、宇城先生との対話のプロセスが、本書である。

時あたかも、激動の日本である。戦後の「あたりまえ」が、ことごとく通用しなくなっている。世界がＩＣＴ技術の進歩で、より早くより強く、同時感を共有しながら変化していくのだから、変わらないほうがおかしいとも言える。昭和の高度成長を経て、平成も、30周目に入ろうとしているのだ。

これから何が起こるのか、何を信じたら良いのだろう、なんだか不安だし、不満に思うことばかり。それこそ「元気」はなくなる。「景気」も渋いし「強気」は失せて「弱気」がのさばり「嫌気」がさして「病気」がちだ……という風が、日本のあちこちに吹いているような「気」がして仕方がない。

閉塞感にとらわれそうになっている方には、とくにお勧めしたい。

この書の、あちこちに散りばめられた『気』の本懐に触れることは、「いのち」とは何か、「わたし」とは何か、それを考えるきっかけにもなると信じるからである。

ひそかに、宇宙人のひとりではないか、と思い始めている師匠の宇城憲治先生ワールド探求の、はじめの一歩としてお読みいただければ幸いである。

野中ともよ

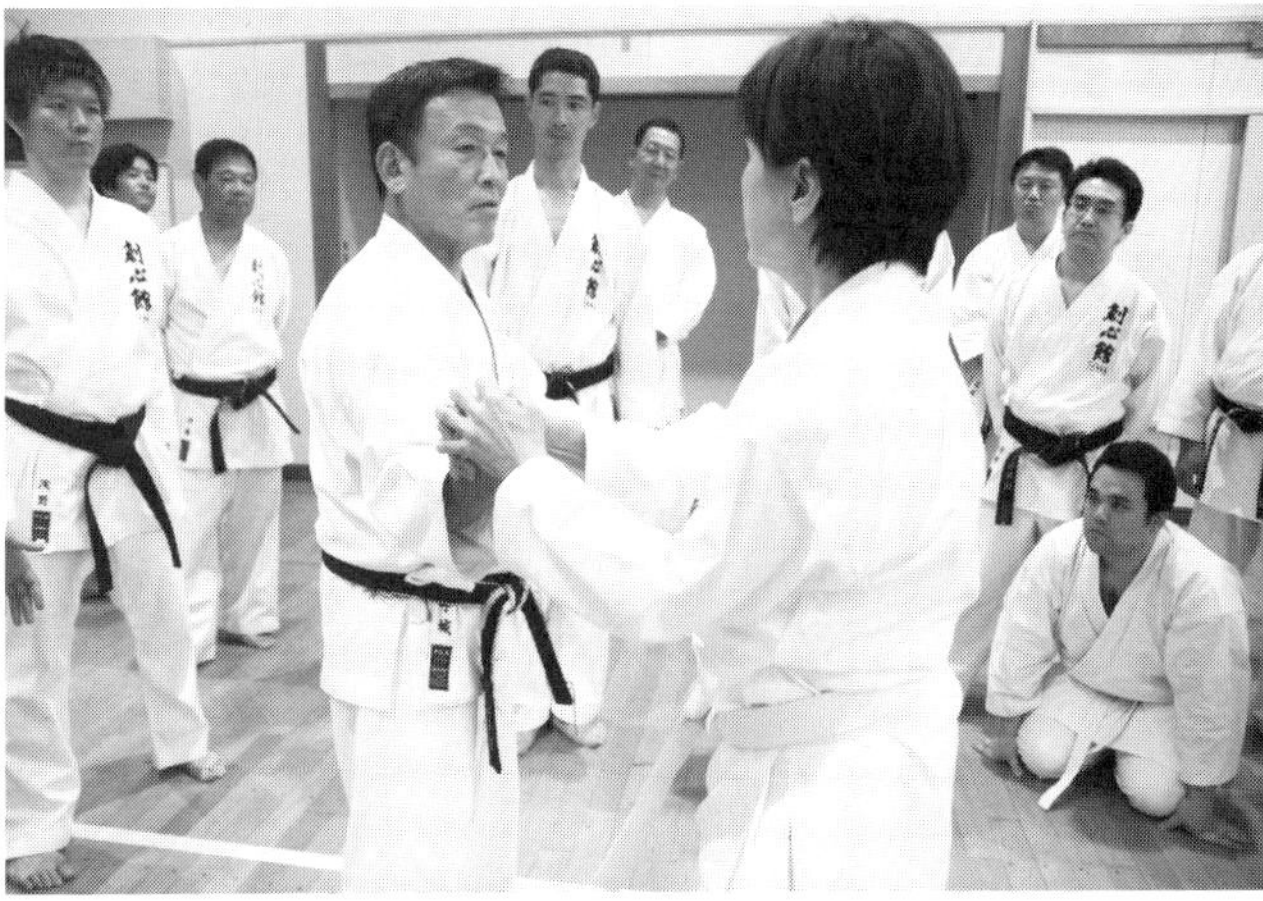

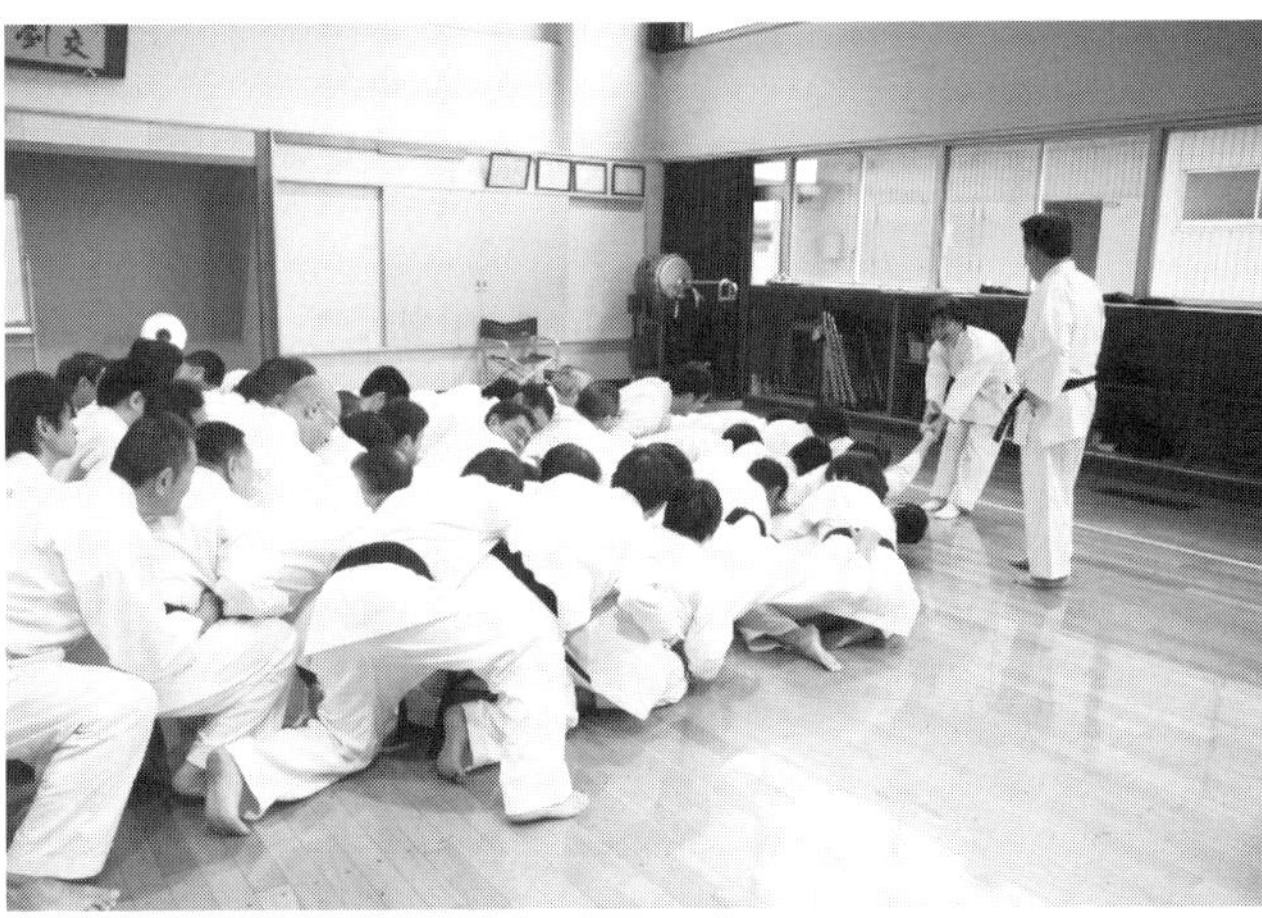

空手の稽古で宇城氏の技や気のエネルギーを体験する野中氏

すべての人に気は満ちている——もくじ

もくじ

第一章　宇城憲治の生い立ち

カテゴリーを超える指導

野中　先生、柳生兵庫助《やぎゅうひょうごのすけ》の劇画など、たくさんお送りくださり、ありがとうございました。実は小学生の頃に白土三平《しらとさんぺい》の漫画を読んで、伊賀の忍者になろうと思った頃を思い出しました（笑）。

宇城　白土三平の『カムイ伝』や『忍者武芸帳』はいいですね。柳生兵庫助は江戸時代の実在の人物で剣禅一如《けんぜんいちじょ》を極めた剣聖として、まさに今の我々が学ぶべき理想の人でもあると思いますね。

野中さんにお送りしたのは津本陽《つもとよう》原作の『柳生兵庫助』を、とみ新蔵が劇画化したものですが、原作とはまた違う迫力がありますね。特に剣術をやっていない人には、この劇画のほうが分かりやすくていいと思いますね。

柳生兵庫助は、江戸時代の剣豪ですが、その究極の術技や心のあり方は、現在これほど進化した科学があっても遠く及ばない境地にあり、武術はもちろん、人間の潜在能力を知る上でも、非常に参考になると思っています。

野中　剣術といえば、コロラド合宿のＤＶＤ『永遠なる宇城空手』を拝見しましたが、先生は、合気道の合宿で空手を教えられ、居合道のデモンストレーションもおやりになるなど、本当に、一つのカテゴリーにおさまらずにご指導しておられるのですね。

海外は毎年行かれるのですか。

宇城　はい、これまでもアメリカはコロラドだけでなく、ボルダー、ニューヨーク、ラスベガス、ロサンゼルスなどでも指導してきました。ヨーロッパではドイツのベルリンやブレーメンで、アジアでは中国の上海でも指導してきています。

定期的な指導は、支部のあるアメリカのシアトルとサンフランシスコのナパで、ヨーロッパのドイツ各地でも毎年指導しています。

今お話に出たコロラド合宿ＤＶＤは、世界各国からの合気道指導者約２５０名が集う１週間の合宿に、合気道以外でただ一人、空手師範として４年連続招待されて指導した時の様子をまとめたものです。

野中　先生のご指導が、空手というカテゴリーを超えているという……。

宇城　そうなんですね。今は、武道といっても空手は空手、剣は剣というように枝葉に分かれてしまって、元になる武道としての根幹がない。スポーツ空手だと異種武道を教えることはあり得ない話なんですが。

このコロラドの合宿は、合気会の池田裕先生が主催する20年以上続く合宿で、中でも合気道開祖の直弟子である五月女《さおとめ》貢《みつぎ》先生の存在が大きいんですね。五月女先生とは初対面で意気投合し、全てが溶け合いましたね。その五月女先生から「宇城先生は空手の枠、カテゴリーを超えている。武道のファンデーション（基盤）を教えている」といった評価をいただきました。

五月女先生ご自身も「みんな幹を忘れて枝葉（カテゴリー）で喧嘩している。カテゴリーでやるから和がなくなる。幹（原点）で考えればみんな和があり、同じである」というようにおっしゃっておられましたが、まさにその通りだと思います。

野中　なるほど。先生は、武道だけでなく、スポーツのアスリートなどにも指導されています。広島カープの緒方孝市監督や、侍ジャパンの小久保裕紀監督、オリックス・バファローズ二軍の田口壮監督、サッカー日本代表の岡田武史元監督にも指導していらっしゃ

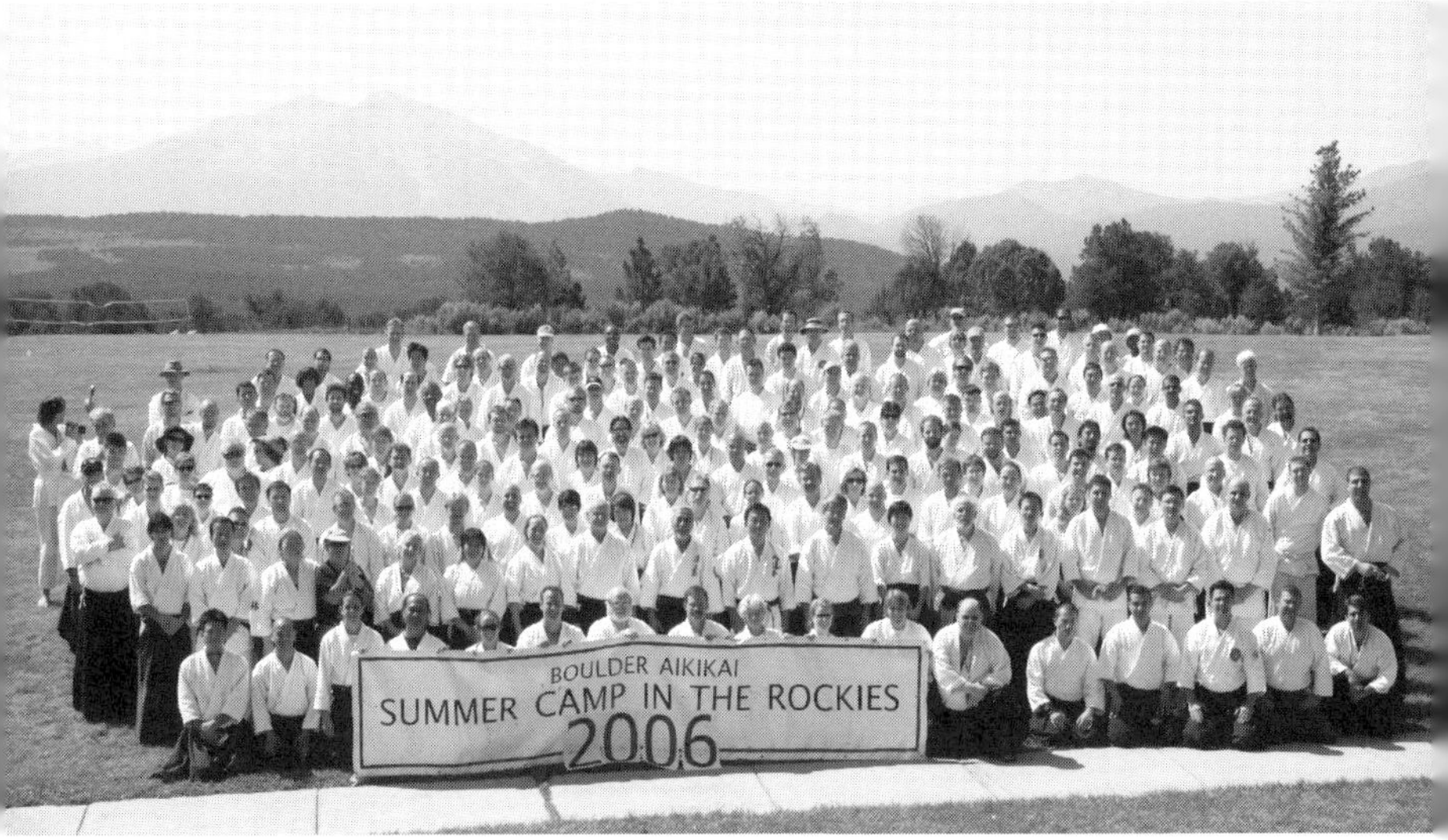

コロラド合気道合宿 2006 年
宇城氏は唯一、空手師範として招待され指導にあたった

る。

宇城　そうですね。空手は流派を超え、その他各武道とともに、スポーツでは、サッカー、ラグビー、アメフト、テニス、水泳、陸上、相撲、柔道、ゴルフ、スキー、ライフル射撃といった、プロ・アマ問わず、オリンピックを含む数多くの全日本、世界大会でトップを競うようなアスリートや指導者を教えてきました。

ローマ世界水泳大会で金メダリストとなった古賀純也君や陸上100メートルの山縣涼太君など

も、空手実践塾生として指導しました。また高校野球も数多く指導してきて、これまでも多くの甲子園への出場校を出しています。スポーツだけでなく、バイオリンなどの音楽や、絵画といった芸術の世界でも指導しています。

野中　バイオリニストも⁈　まったく異なる分野の方たちを指導なさる根底には、そこに、共通する身体の使い方や、今回、お聞きしたい気による指導があったということだと思うのですが。

宇城　私の指導方法は、気によって身体を統一体にできるので、その競技に必要とされる最高のパフォーマンスを可能にする質への転換が短時間で計れるんですね。一瞬に変化するので勘違いし、その一回の指導を受けるだけで終わるアスリートも多い中、先ほどの緒方、田口、小久保君たちは現役時代からその変化の意味を理解し、定期的に練習に来ていました。成績も最高の記録を更新していましたね。それは現在監督になっても継続しています。

一瞬の変化で世界大会やオリンピックで活躍し、その後も継続して記録を更新したアスリートもいますが、強化選手などに選抜され次第に部分体を主流とする組織がらみの指導に戻ってしまい、結果が落ちていくのも多く見てきました。
　まさに現在のトレーニングは部分体としての身体を、量でこなして質への転換を試みる方法なので、気による統一体の指導とはそのあり方が根本的に異なるのです。統一体における個々のトレーニングは、変化した質を身につけるための量であるのです。
　せっかく素晴らしい身体を持っていながら、最高のパフォーマンスを体験できないのは残念ですね。

野中　そうなんですね。何をどう指導なさり、何がどうその方たちを変えていったのでしょうか。ますます前のめりの野中ですが、まずはしっかり先生の生い立ちからお聞きしていきたいです。

厳しさと優しさは一体

野中　まず、ご自分を意識した最初の記憶はいつ頃ですか？

宇城　お袋の母乳が出なかったのを覚えています。ですからゼロ歳じゃないですかね。

野中　ゼロ歳！　それが最初の記憶でいらっしゃるんですね。

宇城　そうと思っているんですが。後で聞いた記憶なのかも知れないので、最近確かめたら、やはり母乳が出なかったそうです。それで母乳の出るお母さんの乳を飲ませようとしたけど、口を持っていかなかったそうです。

野中　まあ。どんな子供時代でいらしたのですか？

宇城　宮崎県の小林市から外れた山の中で育ちました。さらに小中校までは片道4キロの往復8キロを、行きは1時間、帰りは2時間……まっすぐに帰った事はなかったですね。あちこち寄り道して……よく怒られました（笑）。

野中　大自然の懐《ふところ》の中で遊んでもらう幼年期。やはりそうでいらしたんですね（笑）。

宇城　そうですね。小学校の高学年の頃、「行ってきます！」と言って、学校に行かず仲間と山に探検に行った事もありました。いわゆる山学校です。通知表の出席日数のところを自分で修正するのですが、見たら修正したのがばればれなのに、それをやるんですね（笑）。

野中　でもそれ（修正）を見たら、先生も思わず笑ってしまう（笑）。

宇城　子供なりに一生懸命やっていますからね（笑）。でも山学校は楽しかったですね。なぜか働きに行った感じで充実感がありましたね（笑）。

野中　そうなんですね（笑）。でも、先生のお父様は大変厳しい方でいらしたと……。

宇城　はい。厳しいってもんじゃなかったです。親父は戦時中、戦闘機に乗っていた事もあって、躾が親父流で徹底していましたね。

小学校4年の時「わな」という詩を書いたんです。それは朝、学校に行く前、野鳥を獲る罠を仕掛けることを書いたもので、「朝露がダイヤモンドのように光って、もの凄くきれいだった」という文章を書いていたんですね。それが作文コンクールで金賞をもらって張り出されたんです。それを見た親父は「お前はダイヤモンドを見たことがあるのか」と。ないんですね。すると親父は「嘘を書くな」の一言でしたね。それで次の日、その金賞作文を自分で剥《は》がしたんですがね。

野中　まあ、厳しい。子供心には嘘をついているなどではなくて、この世で一番美しいものはダイヤだって大人たちは言ってるじゃない、くらいの思いで書いていらしたでしょうに。

宇城　そういう気持ちだったんだと思います。しかし現実は違いましたね（笑）。「嘘を言うな」という話で、中学校の頃、こういうことがありました。ある時、教室の窓ガラスが割れていたんですね。すると先生が私に向かって「割ったのはお前だろう」と。やんちゃだったので、まっ先にそう言われたんですね。もちろん身に覚えないことで、「自分じゃない」と言ったんです。そのことで親父は「その時は『はい』と言え」と言うんです。「お前が割ったか」と言われて「僕じゃない」と否定すれば、次に言う先生の言葉は、「嘘を言え！」となる。それは許せない。だから、「はい」と言えと。翌日、親父は学校全体の割れたガラスを全部取り替えていましたが。

野中　それは子供にとっては凄く難しいことですよね。

宇城　そうですね。先生が「誰が割ったか」と聞いてくれれば、まったく問題ないことだったんですが（笑）。親父の考えははっきりしていましたね。やはり戦闘機乗りだったということにあったんだと思います。

戦時中の戦闘機は今の飛行機と違ってエンジンが止まったら墜落です。それは死ぬということを意味しているわけですね。ですからいつも聞かされたのは一般に言う「失敗は成功のもと」ではなく、「失敗は失敗のもと」という徹底した親父哲学でした。
「飯食《めし》べ！」は2回目まで、行かなければもう犬に食べさせていました。「腹が減っていたら、すぐ来るはず」の理屈ですね。親父は「食いすぎて死んだやつはいるが、食べずに死んだやつはおらん」と言っていましたね。「えーっ？」と思っていましたけど、未だに謎です（笑）。
そんな時、後で腹減って冷蔵庫をのぞくと、奥のほうにおにぎりがある。お袋がばれないように置いているんですね。

野中　それは小学校の頃ですか？

宇城　そうです。小学校1年の頃ですが、字を書くのでも、例えば「の」の字を書きますね。「の」を書き出すと、「曲がった字を書くな！」「まっすぐ書け！」と言って竹のものさしを平ではなく縦にして〝こつん〟とやるんです。それで「の」の字をまっすぐ伸ばして書くと「それは字じゃない！」と（笑）。

野中　禅問答みたいなもんですね（笑）。

宇城　当時はまったく理解出来なかったですね。要するに、「へなへなした字を書くな、しっかりと書け」ということだったと思うんですけどね。
風呂は1回まで。「風呂！」と言われて行かないともう栓が抜かれている。田舎では長男がお袋よりも先に風呂に入る習慣があるんですね。だから長男である私が入らないとお袋も入れなくなる。つまり、私の後の家族全員が風呂無しになってしまうわけです。今のように、蛇口をひねるとお湯が出る時代ではなく、薪で沸かす時代でしたから大変ですよね。このように「言葉や理屈でなく行動で示す」一徹な親父でしたね。
中学校3年の時、地域の青年団というのがあって、その青年団の会議に行ってこいと親父に言われて行かされた。夜なんですが、行くと飲み方をやっている。そんなところに中学生が一人。青年団の人たちは「よく来た」と言って大事にしてくれましたが、自立教育だったんですかね（笑）。

野中　その頃から皮膚呼吸でいろんなものを吸収しておられたのですね。

宇城　何せ、全てが実践主義ですからね（笑）。中学校の頃は体格も良かったので相撲大会でも相手がないくらい強かったですね。それで青年団ともやらされましたが、負けなかったですね。賞品も山ほどもらった。

また、中学校の時は、弁当を二つ持っていった時期があったんです。お袋にはクラブで腹が減ってもたないと言って二つ作ってもらっていた。それは、当時仲のいい陸上部のK君という同級生がいて、いつも昼休みに弁当を持ってきていなくて外に出ていたので。一緒に食べたら嬉しそうにしていたのを今でも覚えています。

野中　でも、お母様には「K君という子は弁当がなくてかわいそうだから、母さん弁当もう一つ作って」とは言わないわけですよね。

宇城　そういうのはないですね。ただ昼食の時間に彼が必ず外に出ていったので、何となくさびしさを感じ、やっただけで。

野中　弱い人にそのようにしてあげるというのも、また、それをことをさら人に言ったりするのは、かっこ悪いという美学も、その時点で少年ケンちゃんには分かっていたわけですね。

お父様とお母様の両方の要素がケンちゃんをつくっていく様が見えるようです。つまり正反合《せいはんごう》ですね、お父様の愛ある厳しさと、おむすび作ってくれたお母様の愛、その両方を感じて、両方に感謝して、親父って何なんだろうって思いながらも、男の子だから山学校に行ってしまう（笑）。

自然を師として

野中　そして子供から青年期と大きくなっていくケンちゃんはどんな中学生時代を送られるのですか。

宇城　小学校6年生頃から急に背が伸び、中学校に入ったらいい意味でも悪い意味でも、行動範囲が広がり、悪い意味では中学生なりの正義感を貫く実践が増えました。要するにケンカですね（笑）。昔は時代が良かったのかも知れませんが、どぎついケンカをしても尾をひかないところがありましたね。

またスポーツでは、中学2年、3年と走り幅跳びで放送陸上の小林市の代表となりました。放送陸上とは正式名称を全日本放送陸上競技大会と言って、第一回が昭和30年（1955）に始まったのですが、各都道府県の陸上競技場で行なわれ、その結果が集計され全国順位がつくという大会です。

その代表になるには、小林市に所属する20校ぐらいの中学校から、各種目で選考基準をクリアした人が一人か二人選ばれて県大会に出る。この大会は1年、2年、3年の区別はなしの大会です。

地域では当時100メートル11秒台、200メートル23秒台で、あと400メートル、800メートルと全てトップでしたね。往復8キロあった通学路は砂利道でしかも帰りは上りだったことで、足、腰が自然に鍛えられていったんでしょうね。まさに通学がトレーニングになっていたんだと思います。

しかし、それだけではなかったですね。山の傾斜面を走っているトロッコ線路もランニングのトレーニング場だったので、自然の先生だったかも知れません。その線路は親父が、山師を雇って製材所に木を搬送するために使っていたもので、山あいの傾斜を走る曲がりくねった線路でした。その枕木の上を走っていました。

規則正しい間隔の枕木の上では、一定の歩幅で走らねばならず、また線路は時折岩だらけの深い谷の上を通っていたので、一歩踏み外せば大怪我は必然で、転んで下に落ちれば即死もありかなという感じでしたね。それに走るのが学校から帰ってからの時間帯なので薄暗く、周りには家は一軒もなく、まして人もいないという心理的な怖さも手伝って、速く走りたい気持ちと、踏み外したら……とのせめぎあいの中、葛藤して走っていたのを今でもはっきり覚えています。

野中　頬で切っていく風との会話が聞こえてくるようです。でも、同時に浮かぶのは、天台宗の千日回峰の修業者の姿です。いっさいの邪念なし、ひたすら自然の厳しい懐の中で己れの身体を走り続けさす……。

宇城　まさに、そのような心境だったかも知れません。目標地点は決めていて、そこまではどんな事があっても走りきる覚悟はしていたので、目標地点に辿り着いた時は、誰にも分からない自分だけの達成感があってワクワクした気持ちだったですね。トロッコ線路の帰りは完全に下り坂ですが、上り坂とはまた違って、スピード調整との兼ね合いで難しいところがあるんですね。

　次第に走るスピードに合わせた身体の傾き、さらには歩幅に安定感が出ると同時に、踏み外すという怖さも自然に消えていき、それにつれてスピードも増していきました。まさに進歩という変化を身体で感じ取っていきましたね。学校のグラウンドで走った時には、びっくりするほど速くなっていました。それとフォームが良い事で、体育の授業では褒められるほどになっていましたね。

野中　目に浮かびます。

宇城　このトロッコ道のほかに、もう一つ自然の先生がいました。牧草です。

野中　ん？　牧草ですか。

宇城　私の家は標高1330メートルの夷守岳《ひなもりだけ》の裾野にあり、私の家より上には家は一軒もありませんでした。先ほどのトロッコ線路はその山あいを走っていました。また学校までの通学路沿いに馬や牛を育てる国営の牧場がありました。その飼育餌のための畑が8ブロックくらいあってその1ブロックの大きさは一周が1・5キロくらいありました。その周囲には背丈が80センチくらいの牧草が生えていたのですが、先がたわんで50センチになっているんです。そこでも走っていたのですが、草が足に絡むので太ももを思い切り上げて走らないと、こけてしまうんですね。それで「何くそ！」と思いながら走っているうちに、いつの間にかスムーズに走れるようになっていたんです。

まさにこのトロッコ線路と牧草という二つの自然の先生が自分の走りのフォームを創

り出し、気持ちのあり方や身体動作の一致を教えてくれたのだと思います。
放送陸上の代表に選ばれてからの強化練習は「もっと足を高く上げて」とか「もっと姿勢を前傾にして」という言葉での指導でしたので、違和感を感じましたが、指導者絶対の時代でしたから従いました（笑）。

人生を変えたCB750との出合い

野中　空手を始められたのは。

宇城　大学からです。入学と同時に自分から空手部の道場に行っていました。動機は単純なんです。強くなりたいのと、あこがれからですね。

野中　きっかけとなる出来事があったのですか。

宇城　その当時、柔道、剣道、銃剣術などは当たり前にありましたが、空手は珍しく、未知の世界のような感覚があって、ということですかね。

入部して4年後の22歳の時、東京九段の日本武道館で開催された第二回全日本空手道選手権大会に当時最年少で出ました。試合形式はこの第二回の大会から導入されたのですが、その大会に出ていた人は今、世界各国で師範として活躍している人が多いですね。

野中　もっと小さい頃からおやりになっていたのかと思いました。

宇城　また、大学3年の時に、私の人生を変えるほどの運命的な出会いがありました。ホンダのCB750、俗称ナナハンと言いますが、大型バイクとの出合いです。

４気筒、ディスクブレーキ、750CCという高排気量、デザイン全てが今までにない画期的なバイクでした。展示車を見て、一目惚れで微塵《みじん》の迷いもなく注文しましたね。当時ナナハンは日本で5台しかないその1台を手にしていました。車が26万円の時に、バイクなのに38万円もしました。よく学生にローンを組んでくれたなと不思議でしたが(笑)。

野中　この写真（37ページ）は日本一周した時のものです。昭和44年の夏休みですね。

オシャレ！　というより当時の言葉では、〝イカス〟ですね（笑）。

宇城　当時は白バイでも250CCが普通でしたね。ナナハンで走っていると、白バイの人は元々バイク好きの人が多いので追いかけてくるんです。追いかけてくるのはいいのですが、肝心の私が気づかずに、追い越し、スピード違反……と、だから「どれにしますか」って（笑）。「一番安い罰金にしてください」と（笑）。

当事いつの間にか私と相方の石川博史の後に200台くらいのバイクがついてくるようになったんです。ある時、警察から暴走族を解散してほしいと言われたのですが、暴走族なんてつくった覚えもない。一応解散と宣言して終わりましたが（笑）。

野中　目立った集団行動をしていたということもなく？

宇城　もちろんです（笑）。

相方の石川博史の愛車はカワサキW1スペシャル650というまた名車でしたが、私のCB750と合わせて、そこにあこがれて自然と集まってきたと思うんですね（笑）。その相方は現在、国際松濤館《しょうとうかん》空手道のメキシコ支部長として、3万人くらいに空手を教えています。

命がけで買ったのに当時出始めのナナハンには少し不満がありました。これではたまらんと思って、その不満と思った所を7つの改善策提案書を添えてホンダ本社に送ったんです。

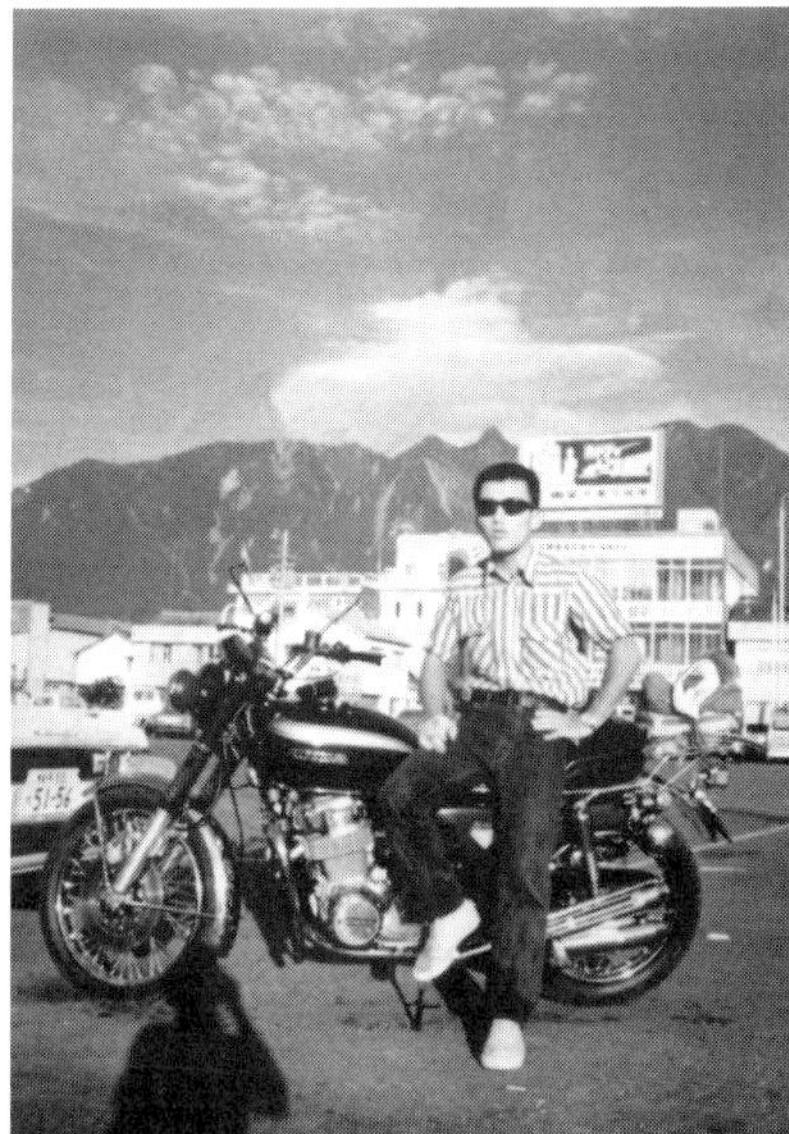

ＣＢ７５０で日本一周（昭和 44 年）

特に４気筒というのはバイクでは初めての方式だったので、４気筒の点火バランスが崩れ、加速がもう一つだったのですね。それで、４気筒の両サイドとその間にあるシリンダーでは温度が当然違っているはずだからと考え、外側両サイドのプラグを内側と変えたんですね。

つまり、外側のほうが中側より温度が低いはずで、中のプラグ８Ｅタイプに対し、７Ｅにしたんですね。びっくりするくらいスムーズになったんです。あとスロットルグリップを強制閉開式にするとか、リヤタイヤ中央のスプロケットに弾力をもっと持たせたらとか、いろいろ提案をしました。そのいずれも採用され、お礼状とともに最終的にはエンジンを新品のものと交換してくれた。それにオイル一斗缶を3本（笑）。

野中　凄い！　アントレプレナーシップ（企業家精神）が当時から芳しい！

宇城　それほど大事にしていたバイクですが、就職して実家に置いておいたら、ある時消えていた。親父が言うには、「毎日バイクを見にくる熱心なのがおったから、くれてやった」と（笑）。

野中　先生の青春時代のかっこよさ！　やりつくした感がありますね。今もハーレーを乗りこなし、凄いです。あと極める道としては誰かと競うという「戦いの道」でなくて、「己れを極めたい」と志向する「己れの道」しかないですね。

宇城　その通りです。最近弟子たちに言っているのは、「道」は極めるまでいったらいかん「極道」になるから。「道」は楽しんでもいかん、「道楽」になるから。「道」はただ歩くだけ。だけど歩きながら汚すなよ、と言っているんです（笑）。

「人生にとって知識とは地図のようなもの。知識より大事なのは、旅をすること、行動することである」と言っているんですが、経験、体験は知識の何百倍、何千万倍の価値があると思うんですね。体が覚えているのですから。特に若い人たちには多くの経験を積んで欲しいと思っていますね。

野中　体験、経験から学んだことは、まさに「身について」剥《は》ぎとることができないですものね。先生のお話を伺っていると、なんだか、アラン・ドロンや第三の男とか、あの風景が思い浮かびますね。先生の青春、カッコいいし、おもしろすぎます（笑）。

独学を貫いた学生時代

野中　大学での勉学のほうはどうだったのですか。先生はたしか宮崎大学工学部応用物理学科を専攻されたのですよね。ムズカシソ〜（笑）。

宇城　そうですね、でも元々興味があったからで、その応用物理学科は新設されたばかりで私は二期生でした。空手とバイクに明け暮れた学生人生というように周りには見えていたと思います（笑）。しかし勉学は先生に恵まれ、とことん励むことができましたね。

ある時、量子物理学の試験があって「ノミの泣く涙の質量を出せ」という問題が出たんです。その先生は4問中1問、温情も込めて思考のプロセスによって点数のチャンスを与えてくれていたと思うのですが。ノミというのは足のバネで自分の体の30倍くらい飛ぶ。そのくらい飛べるということは、空気の比重と一緒くらいで、それとノミの体積もだいたい推測できるので、そこから、涙だとこのくらいの体積かな、として答えを出したのですが、それが正解だった。

教授に、「これまでこんな解答の仕方をした学生はいない」と言われ、それはそれで良かったのですが、教授のゼミと卒研に来ないかと誘われたのです。ここのゼミは難しくて留年するのが当たり前というほどの研究室でしたが、何故か覚悟して行きました。

私は方程式はグラフで解くと解の推測がつくと思っていて、よくグラフで解いていたんですね。それを卒論の一部分の所で使ったんですね。それで卒論の審査の際に「どこの文献を利用したのか」と聞かれたんです。全て自分で考えたものでしたが、当時卒論の担当教授が入院していて2ヵ月以上不在だったものですから、病院に通ってアドバイスを受けながらの卒論となり、必然的に自分で考えざるを得ない状況があったんですね。

それで審査の時に、審査員教授からいろいろ質問があったのですが、「いや、何も参考にしていません」と言っても、疑問視されてしまう。そうしたら、その時、一番偉い教授が、「皆さん、宇城君の教授は入院している。その状況の中で宇城君なりに考えて出した論文だ。これは普通の教授が書くような論文ではない。こういう解き方は初めてだ、それが分かりませんか。こういう手法というのは、皆さんのパターンでは書けないはずです」とおっしゃって、その場がシーンとなりましたね。

野中　その一言で空気が変わったんですね。そういう発言を先生ご自身が今まさにやっていらっしゃいますものね。ご指導される時に、ある塾生をピックアップして差し上げて、先生からの何らかの一言がある。「あんなふうに先生に言われたら、あの人は明日から人生変わるな」という形で言葉を投げかける。先生はいつもそうやってお弟子さんとコミュニケーションをとっていらっしゃいますね。

宇城　そうかも知れません（笑）。その時に、理解してもらえる人がたとえ一人でもいるというのは、多くの人に理解されるより深さがあると思いましたね。それと解き方については同じようなことが工業数学の授業の時にもあって、解答は同じなのに私の解き方が違う。それでよく教授に指名されて黒板に解答を書かされていました。

そういうところがある一方、私は学問とは違うところで自ら留年したのですが、その時味わった孤独感のせいだと思うのですが、卒業して会社に入ってからも10年くらい、仕事などで落ち込みそうになると卒業できない夢を見ていました（笑）。

卒業は自力でいくしかないわけで、同期が卒業していく中での孤独感と、後がない、という思いが夢になったと思うんですね。教務課の人には、「記憶に残る学生というのは、一番優秀だった者か、どうしょうもない者かだが、宇城君はどっちからも覚えられている」と言われましたね（笑）。

矛盾と「なぜ」

野中　中学、高校、大学と全然違う内容の時間、そして友達とのおつきあいがある。けれどもその中に変わらず流れているものがある。それは何かと言うと、いつも、常に自分に真剣（笑）。で、ホンダに手紙を書いちゃうみたいな。ご自分の頭と心と身体で感じ、考える。その根本のところをつくったものは、やはり山学校に行っていたケンちゃん時代ではないか、と思うんです。つまり、何かをやっている時のケンちゃんと地球とのおつきあいの仕方にあるような気がするんですが。

「今日はおもしろくない、山学校に行っちゃおう！」「おもしろいな、どうしてこうなっているんだろう」というケンちゃんの身体と心からあふれてくる興味を誰も邪魔しなかった。ご指導、ご鞭撻もなく、見守る自然《じねん》の懐の中にいた。そこにあるような気がするんです。

宇城　そうかも知れませんね。そういう集中力を育んだものは何か……。あるとすれば周りの自然と、親父だと思いますね。私の親父は2回死にかけているんです。1回目は戦争で、2回目は事故で1週間意識不明だったんです。耳から血が出て顔がパンパンに腫れ、かなり厳しい状態であると告げられ、それで葬式の準備を進めていたんですね。そうしたら10日くらいしてぽこっと家に、しかもバイクで帰ってきたんです。家族全員、狐につままれたような感じでした。そこから親父の人が変わりましたね。厳しかった親父がもう「仏さん」と言われるくらいになった。

うちは親父の親が始めた製材所を兄弟4人でやっていたのですが、製材所では製材したあとの切れ端がいっぱい出るんですね。それらを束にしてトラックいっぱいに積んで帰って、近所に配って回っていましたね。もちろん手伝わされましたが。

また田舎では地域作業の道作りがあり、普通はそれぞれの家から誰か一人出たらいいのですが、親父は全員出ろという考えだった。当時、弟は小学校1年、妹は3年、私は6年。子供3人とお袋、親父と全員で出て作業をさせられました。子供の我々が大人に交じって手伝いになったかどうかは分かりませんが(笑)。

野中　お父様が事故をされたのはケンちゃん少年がいくつの時ですか?

宇城　事故にあったのは、親父が30代の頃でしたから、私が小学生の頃だったと思います。親父の事故後の変化は他にもあって、40歳くらいの頃、宮崎市に「鋸《のこ》の目立て」を専門にする学校が全国で初めてできたんですね。その学校に親父は寮に入って学んでいました。

その学校の学生の平均年齢が20歳前後の若い人たちで、学生の中で一人だけ年が突出していましたが、親父は楽しそうでしたね。当時一緒に学んでいた学生さんたちが親のように慕って休みの時はよく家に来ていましたね。

そういうのは私も似たところがあって、すぐ溶け込むことができるんです。私自身、会社を4つ経験してきましたが、今となってはいい思い出と、いい勉強をさせてもらったなと感謝しています。またその経験が今に役立っています。

野中　ダイヤモンドの詩のことで、お父様にコテンパンにやられたり、ケンカで泣いて帰ってきたら、やりかえせって言うし（笑）。

宇城　そうなんです（笑）。小学校の頃、ケンカして泣いて帰ってくると「泣くな、やり返してこい！」。やり返してくると「いじめるな！」と。だから答えがないんです。

野中　ケンちゃん少年はそれをどういうふうに自分の中に落とし込んでいくわけですか？

宇城　当時は言い訳ができない時代ですから。飲みこんで自分に納得させるしかない。そういう躾からかも知れませんが、「賛成」「反対」で結論づける論議は好きではないですね。「その賛成、反対の上にある、お互いの共通部分を見出す答えこそが大事だ」といつも思っていますね。つまりお互いの言い分の上に最善策はあると思っているんです。

結果的には親父の躾、教えが私にそういう形で無意識に入っていったんでしょうかね。それといつも「なぜ、なぜ」という問いかけが自分の中に出てくるんですね。これも躾の中から無意識に育っていったものかも知れませんね。

野中 お父様が事故にあって変わるとか、そういうことを身近で見ていて大きく影響を受けておられたのですね。

宇城 そうですね。親父の生き様と後ろ姿を見ての影響はかなり強かったと思います。

当時、親父は製材所では工場長という立場と、山を任せられ、50〜60人——当時は山師さんと言っていましたが——を雇って木を伐り出す仕事を同時にやっていたんです。山の仕事に従事している人は「山神《やまかん》さん」という山の神様に感謝するお祭りを毎月15日に必ずやるんですが、その感謝祭を実家でやるんですね。なにしろ50〜60人の山師の人たちですから、焼酎の一升瓶が2ダースくらい空くんです。うちのお袋は、青年師範卒の御嬢さんで、そんな大勢の料理など作ったこともないのに、それをしなければならなかった。お祭りの2、3日前から仕込や準備、終われば徹夜での片づけなど、大変だったのを覚えています。もちろんお手伝いさんが2、3人いましたが。

親父が30代の頃で、山師は20代から50代。山師はみんな気性が荒く、飲むと荒れるわけです。それは山は危険が多く、時にトロッコ事故とかで大怪我をしたりするからですね。だから普段の荒い気性が飲んだ時に出てケンカになったりする。そういうのを小さい時から見ているわけですね。

またある時、理不尽な多額の借金をかかえることになり、親父がそれを誰の力も借りずに自分で解決すると覚悟してやったことがあった。

その頃ですね。小学校では月曜日は必ず校庭で全校朝礼があって、なぜか分からないのですが、真冬の霜柱が立っている校庭に、それも裸足で立っていた。先生が「こっちに」と言って、校舎の軒下のコンクリートがあるところに私を連れて行ってくれた。でも「冷たいだろう」という甘ったれた言葉をかけるようなことはなかったんですね。そういう時代だったんですね。私のほうも自分の中に理由は分からないけれど、「冷たいなど感じるもんか」みたいな自分なりの意地を通していた。その事は鮮明に覚えています。

野中　原体験として入っている。

宇城　そうですね。そういうのもそれからの私の土台になっていると思うんです。人の世話はしても、人の世話になってはならない。みじめな思いはしたらいかん、させてもいかんというのがありますね。しかし、大学生の時に自らした留年でしたが、どこかにみじめ感があったんでしょうね。だから社会人になってから夢に出てきた（笑）。

野中　それで大学は8年までだ、後がない、どうしよう、という夢がずっと（笑）。その愛と美学。どのお話を聞いても、通っているものは己れを律することの大切さ。

宇城　実際は6年で卒業したんですが、夢では大学生有効期限の8年目の、しかも後期なんですね。本当に後がないんですね（笑）。

幸せへの法則

宇城　私が勝手に思っている法則があって、それは「何か人に対していいことをしたら、それが合わさって、ある時点でジャンプが起きるんではないか」というものです。いろいろな人を幸せにすると、体内にエネルギーみたいなものが満ちて、ある時点でジャンプ現象が起こるんじゃないかと。それが人間成長にもつながっていると思っているんです。その出所は当時の親父の生き様、後ろ姿を見て思った自己流進歩の法則なんです。このジャンプを子供たちにも経験させたいんですね。間違いなく子供の何かが引き出され、変わると思っているんですね。

野中　先生は、お父様の生き様、例えば、木端をご近所に配って差し上げるとか、材木屋さんだから、みんなが喜んでくれることがいっぱいあるんだから、それをするのが当たり前の行為だという基本をずっと見ていらしたからこそ、そう思われるのですね。

宇城　はい。親父が人のためにやってきたのを見てきた。同時に借金が分かった時の親父の覚悟みたいなものも。自分がつくったわけでもない部分があっただけに。しかしその悔しさを一言も言わない。それを見てきたから、その二つが私の中で重なっているわけですね。だからいつも思っているのは、たとえ環境、職場、会社が変わっても、あるいは変えても、前より幸せになるということ。つまり何をしてもいいから、前より「幸せになれ、幸せになる」ということです。

親の悔しさや悲しみを子供が心に受けとると、勝手に人に対しても自分に対しても「そうしたくない、そうさせたくない」という思いが出てくる。親の生き様という無言の教えですかね。それがうまい具合に幸せの方向へと働いてくれるんじゃないかと思うんですね。

野中　人は、裸で生まれて裸で死んでいくわけですが、都会ではいろんな目にあった時に、全ての解決は「お金」で済ませる、というルールで通る。でも先生は、豊かな自然《じねん》の懐、山や谷がいてくれて、木や大木があって、心よき人々がいて……という中で育っていらした。だから、良い事の積み重ねは必ず自分を強くして「幸せ」を感じられるためのパワーとしてかえってくる、みたいな摂理を肉体化していらしたのだと思います。

宇城　そうですね。大自然のお陰ですかね。それと、山というのは、裾野の低い所では高さも低さも見えないんですね。それと同じで、何かをする時、いろいろな意見、考えがあって話をしても、まとまらない所があるんですね。しかしもう一歩高い所に行くと、自分の立ち位置が分かり、全体が見えてくるのと同じで、話もまとまってくる。もう一つ上に行くと、さらによく見えまとまってくる。

民主主義は多数決でと言いますが、今は数による虚構の民主主義ですよね。多数決ではなく、より高い次元での協調こそが、真の民主主義になるのではと思っているんです。

今より高い次元でのそれぞれの分野の横のつながりを持つ水平統合がいいと思いますね。ですから真実を見ようとせずに虚構というレベルの所で交流していたのでは、駄目だと思いますね。

野中　疲れちゃいますし、自分も流れてしまう……。

宇城　本当に。空回りするし、裏切られるし、無駄なエネルギーを使いますね（笑）。しかしある一定の高さに行くと、それはぐーんと減りますね。何よりも裏切りがなくなるんですね。

江戸時代の剣聖の根源に見る「気」

宇城　そういう裏切りのない高い次元にいたのが、最初にお話をした、柳生兵庫助などの江戸時代の剣豪たちだったと思うんですね。

他に上泉伊勢守信綱《かみいずみいせのかみのぶつな》、柳生石舟斎《やぎゅうせきしゅうさい》、伊藤一刀斎《いとういっとうさい》、山岡鉄舟《やまおかてっしゅう》など、剣聖剣豪をあげればキリがないですが、それぞれ個性があり皆理想の姿だと思っています。

このような剣聖剣豪と言われた達人たちの、剣と心を極め剣禅一致を実践したその生き方は、天下を治める大兵法に対して小兵法という立ち位置にあって、権謀術策《けんぼうじゅつさく》の政事《まつりごと》になりがちな大兵法に釘を刺し、健全な時世づくりに寄与してきました。まさにそうした小兵法に生きた侍の生き方を今に学ぶことには大きな意義があると言えます。

野中　そうですね。先生は実際全剣連居合道でも50回以上優勝するなど、後にも先にもないほどの実績を持たれ、加えて相当な刀の収集家でもいらっしゃる。そうした剣の世界での学びも非常に深いものがおありなんだと。

宇城　まさにそうなんです。今は武道といっても競技・スポーツですから、当時の生と死の中にあった剣術や刀には、もの凄くひかれるものがありましたね。

豊臣秀吉の時代までは誰でも天下をとることができましたが、徳川家康はそれでは延々と権力争いが続くからと、儒教思想を土台にして、徳川一族しか後を受け継げないような仕組みをつくり上げ、効果的な平和な国づくりを目指したんですね。時に家康が剣術師範として目をかけていたのが柳生石舟斎でした。それは当時石舟斎が「無刀取り」という、刀に対して素手で対応する術を極めていたからです。

家康は、「今からの時代は刀で天下を治める時代ではない」と考えていて、石舟斎の無刀取りこそ、まさにその考えを具現化する実践術だと石舟斎を呼ぶわけです。そしてその無刀取りを御前試合で披露させるわけですが、それは打ち込んでくる相手を素手でかわしてポンと投げるというもの。この秘技は相手の打ち込みの「先《せん》」を取るというものですが、まさにその先《せん》を取る根源の一つが「気」なんですね。

一方で、同時代に伊藤一刀斎という戦国時代から江戸期にかけて活躍した剣聖がいます。この人の剣の流れは今の剣道の元にもなっています。また江戸末期から明治時代に活躍した江戸無血開城の実質の立役者で剣聖と言われた山岡鉄舟もまた「無刀流」という剣術の流派を開いていますが、一刀斎も鉄舟も表現はそれぞれ異なりますが、資料などから推察しても、根源のところで共通しているのは「気」だと思います。

つながりの中で生かされている

野中　「気」というものが、武術を通して当時から今へ伝えられているということですね。

宇城　はい。根源の共通したものが今につながってきているということだと思います。ところで「つながる」ということで言えば、私にとり不思議に感じる縁があるのですね。

この山岡鉄舟の門下十哲《じってつ》の一人に小倉鉄樹《おぐらてつじゅ》という人がいるのですが、この方の奥様は日本画家として知られる明治28年生まれの小倉遊亀《おぐらゆき》です。この遊亀は43歳の時に73歳の小倉鉄樹と結婚するのですが、30歳以上の年の差があって、しかも剣の達人と画家が一緒になったと、当時もの凄く話題になったそうです。

遊亀は剣の達人のところにお嫁にいけば、何かを得られるのではないかと結婚をするんですね。結婚後は絵の事は一切せず、先生としての鉄樹の生き方にひたすら身をまかせていた。そうしているうちに、2〜3年してから鉄樹が、「かあちゃん、もうそろそろ絵を描いてもいいだろう」と。それから遊亀はどんどん描くようになったそうです。

この遊亀がちょうど100歳の時に、聖路加病院の日野原重明先生にお世話になるのですね。そしてこの日野原先生が、ご自身が懇意にされていた料理家の辰巳芳子先生のスープを遊亀におすすめになったらしいんです。

私は辰巳先生とはNHK国際ラジオなどで何度か対談させていただいたご縁があり、

ある時、この小倉鉄樹、遊亀の話をしていたら、辰巳先生が「遊亀さんのお孫さんがスープの作り方を習いに来ていたわよ」と言われたのでビックリしました。また、「宇城先生は鉄樹さんの師匠の山岡鉄舟先生をそんなに尊敬されているの。うちには鉄舟先生の書がいくつかありますよ。今度探しておくね」と言われ、不思議な縁を感じました。

また、私の母方の祖母が亡くなった時に気づいたのですが、祖母の生まれが明治24年1月15日なんですね。私は昭和24年1月15日生まれなので、年号が違うだけでまったく一緒なんです。さらに親父の祖母は江戸時代の慶応生まれで、私にとっては曾祖母ですが、非常に厳しく怖い人だったそうです。この曾祖母が、赤ん坊の私を抱いて、横一文字のますかけの手相を見て「将来は出世する」と言ってその時だけは優しい顔をしていたそうです。期待には沿っていませんが（笑）。

そうやって鉄舟からのつながりを感じたり、赤ん坊の時に江戸時代慶応生まれの曾祖母の手に触れられていたと思うと、不思議な思いがあります。

そのようなつながった縁だからこそ、そういう縁や血に対し背くようなことをしてはならないという思いがありますね。

野中　そういうお人とお人の「ご縁」というのは、ほんとうに不思議ですね。つくろうと仕掛けたところでできるものではなく、その時々にびっくりするようなつながりとして自分の目の前に降りてきて教えてくれる……。生きているってことは凄い、と。いえ、やはり「生きている」のではなく、私たちはそうしたつながりの中で「生かされている」のだなぁ、と思う瞬間でもありますね。

〈父・宇城正治《まさはる》 20歳時の手記〉

戦争思い出の記

◎飛行第八五戦隊（広東）に赴任（昭和19年5月）
南京↓漢口↓広東↓済南↓金浦等の飛行場を根拠地として、中国全域、朝鮮半島付近における航空作戦実施。

◎飛行機受領のため宇都宮に帰り、部隊帰任の途中、終戦↓復員
（昭和20年8月）

転進

飛行第八五戦隊は、昭和16年3月、満州の孫家で編成された戦闘隊である。九七戦↓二式単戦↓四式戦と装備は変更されたが、中国大陸にあって、在支米空軍を相手として、攻撃・防空の任に当たった。

中支・漢口から広東へ、四式戦による転進を行なったのが今想い出される。

漢口の夏の暑さは厳しい。屋根にとまった雀が卒倒して瓦の上をころがり、程よく焼けるから、屋根の下で皿に醤油を入れて待っていれば、たちまち即席の焼鳥にありつけるといわれた程に温度が上がる。

飛行服の袖も肩までまくり上げ、それでも汗一杯。

そんな頃、四式戦の飛行時間の長い西の曹長以下四名で、広東に転進することになった。飛行前の編隊長の指示は、高度四〇〇〇、酸素の必要なし！であったが――。

単機離陸、場周《じょうしゅう》一回、広東へ直進。高度一五〇〇付近で編隊を組む。広東への道中はすべて敵地、油断するとP51、P38との交戦がまちかまえている。直線距離八〇〇キロの行程、編隊は上昇を続ける。高度四〇〇〇で水平飛行に移るかと思っていたが、編隊長はどんどん上昇、それに続くしかない。

四五〇〇でそろそろ息が苦しくなってきた。これでは酸素をつけなくては……。マスクをかぶり点火ボタンを押す。三分位経過しても計器の針は「0」、ボタンを押し直す。さらにボタンを押す。それでも駄目。肩で息をするようになり、あせって

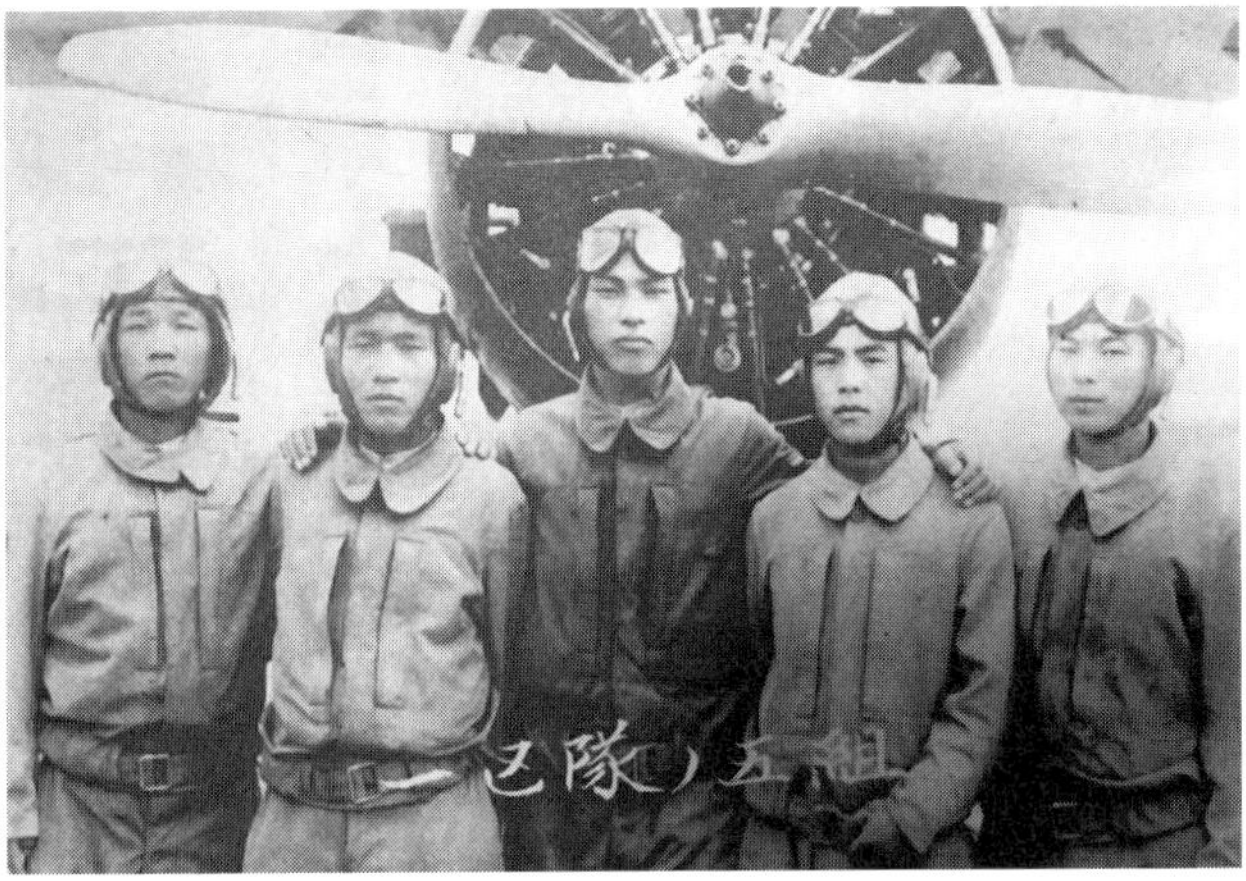

宇城正治（左から２人目）

いるうちに目の前がボケたようになった（低酸素症）。

フッと眼がさめた時は一機だけとり残され、高度一二〇〇、山と山の間をめざして急降下している。速度計は五〇〇キロを指している。このまま飛行すれば激突必至。

思わず操縦桿《そうじゅうかん》を引いて上げ舵《かじ》をとったが、速度が出過ぎて容易に上昇しない。山腹をかすめる。山なみを縫って右に左に、ようやく機首を上げる。ほっと息をいれて上空を見まわした。

編隊の姿も敵機の影も見当たらない。

羅針盤《らしんばん》は二八〇度を指している。地図に合わせて、そのまま上昇、直進。地上を振り返れば、あちこちの山腹からのろしの煙が立ち始めている。敵さんの合図である。P51の編隊にでもぶつかったら多勢に無勢、イチコロである。息をひそめての一人旅、高度三〇〇〇で広東めざした一時間の長かったこと。

前方に珠江が見えてきた時の嬉しさは、いまだに忘れられない。広東の街並みが鮮やかに浮かんでくる。天河飛行場が優しく迎えてくれる。滑走路わきの四式戦がうれし涙でかすみそう！

どうやら辿りついた、の思いをかみしめながら、場周に入る。心なしかエンジン音も快調、操縦桿を握り直し、レバーをつめて行く。

本日も天気晴朗なり。われ任務完了。

果てしない大陸の山野は今なお脳裏に浮かび、淡い郷愁にも似た思いで西の空を仰ぐこともある今日この頃である。

第二章　宇城憲治の仕事時代

本質の追究と技術開発

野中　今に続く、闘う、競うではないという先生の武術への転換のきっかけは一体何でいらしたのですか?

宇城　大学の空手部の最高師範でいらした座波仁吉先生に社会人になってから直《じか》に教えを受けるようになった、その頃からですね。今までの空手がスポーツだと気づいた。武術への転換と言ってもいい。それに居合道の師・川崎武雄先生の影響も大きかった。居合の型・技はもちろんですが、先生の居合は職人の、つまり侍という感じがしましたね。だから空手道や剣道連盟といった、そういう組織にありがちな閉塞感がなかった。つまり、空手、居合、剣道は武道であるとされていますが、今やスポーツ化された競技武道としての存在感が強く、そういう中にあって座波先生の空手、川崎先生の居合は、まさに武道武術であったと思います。

スポーツ武道をサラリーマンとするなら、座波先生、川崎先生の武道武術は職人としての感覚であり、生き方と直結していて深いものをいつも感じていました。だから心から尊敬でき、あこがれでもありました。まさに良き師に巡りあえる事ほど幸せな事はないと思ってますね。

武術稽古は自得の世界ですから、師の教えを絶対としながらも創意工夫が必要なんですね。それと真剣という点では日常と結びついていなくてはならない。

野中　侍の時代は、まさに真剣勝負。一度抜いたら、死ぬか生きるか。それが日常だった。

宇城　そうです。こういう武術の言葉があります。「斬り結ぶ太刀の下こそ地獄なれ、一歩進みゆけば極楽なり」。

野中　つまり強さが宿る常日頃《つねひごろ》の生き方の中にこそ、鍛錬の基がある。

宇城　その通りです。ですから当時の私にとっての日常とも言える技術開発は、武術と相乗効果というより、表裏一体とも言うべき関係でしたね。だから非日常としての競技・スポーツ感覚の勝ち負けは、かえって人間を小さくするように思うところがありました。仕事と武道という文武両道の中に価値を見出していったことで、深さに向かうことができたのだと思います。

野中　具体的にはまず、どのようなお仕事に就かれたのですか？

宇城　最初に就職した会社は、本社が大阪で、地元宮崎に工場のある電子機器のリレー（継電器）を製造している会社でした。そこでは私が初めての大卒採用でした。

当時はベルトコンベアーの流れにそって部品を組み立て完成させていくんですが、1000個投入しているのに、完成は900個しか上がってこない。すなわち100個が不具合になってライン上の所々ではねられているのですね。それでベルトコンベアーのスピードを落として造り込みを丁寧にやってみたものの、少しはましになっても、基本的には不具合が出た。それで、造り込みの問題ではないと考えて、設計図や仕様書を追究していくと、元々設計がまずいことが分かったんです。それで本社の技術部にその問題点を指摘し、「こうしたらどうか」と突き返したんです。でも応答が悪かった。

またラインのやり方も工夫しましたね。ラインは全員が女性のメンバーで、年齢が17歳から24歳くらいだったでしょうか。それで会社の隣に自動車免許試験場があったので、免許をとらせようと思って希望する人には交替で抜けて行かせたんですね。そのかわり残った人員で、誰がどのポジションでもラインをやれるように、持ち場を替えても務まるローテーションを組ませたんです。

私が日本にまだ5台しかないホンダCB750に乗っていたこともあったし、免許が欲しい年頃だと思っていたので、皆喜びましたね。喜びは仕事や人生のやりがいにもつながるからと勝手に思ってやったんですが、若さ故の思い切りですね（笑）。

野中　それはご自分で考えられたのですか。

宇城　そうです。ただし仕事の結果は他のどのラインよりも出しながらです。当事の写真を見るとみんな生き生きとして楽しそうにしているというのが分かります。しかし、一方で本社とのあり方では工場の状況が一向に改善されないので、半年後、辞表を出したんです。そうしたら工場長から「大阪の本社に行って来い」と説得され、行くことにしました。本社では正直、工場や現場のことがぜんぜん分かっていなかったので、よくケンカもしましたね。

野中　分かります、分かります！　現場を見ずにあれこれ言うしょーもない本社（笑）。

宇城　だから、結果的には頼ることをせず自分で勉強しました。勉強していく中で、真野国夫というリレー関係の日本の第一人者が電子情報通信学会の会長でもあることを知りました。その真野先生が当時名古屋の名城大学の教授（東北大名誉教授）をされていることが分かり、これは行くしかないと、それで水曜日の午前中に名城大学の研究室に伺ったのです。

なぜ水曜日の午前中かというと、当時新幹線は定期点検のため水曜日の午前中は休みだったんですね。その時を狙って行ったんです。

野中　なるほど、多忙な先生であってもどこへも行かずに名古屋だろう、と。

宇城　はい。アポなしで行くわけですからびっくりされていましたが、心よく迎えてくださいました。事情を説明すると「何が聞きたいのですか」と問われたので、「その何を聞きたいのか、そのポイントすら分からないのです」と言ったんです。

すると先生は、NARM（National Association Relay Manufacture）という世界リレー学会の文献を出してきて、先ず「これを読みなさい」と渡してくださった。それでそれを持ち帰って自分のやっていることに関連する所を全部読んで、1週間後にまた先生を訪ねたのです。真野先生は、「これ全部読んだのですか」とびっくりされ、もの凄く感激されていました。

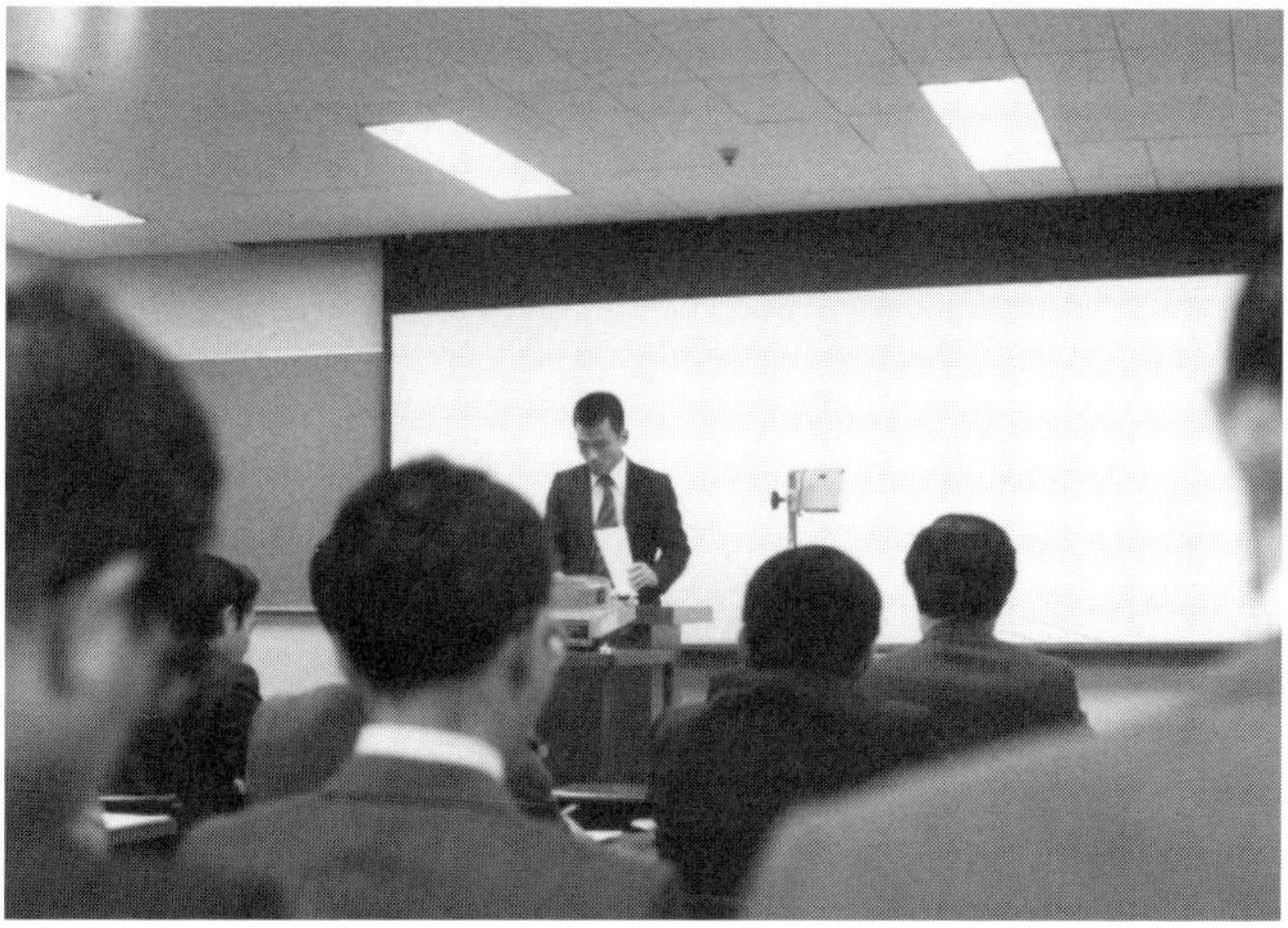
電子通信学会　研究論文発表　当時 27 歳

当時私は26歳。空手も現役ばりばりで、こぶしに血をにじませ、角刈り頭の、そんな頃でした（笑）。

そのお陰で次第に設計の本質が見えるようになってきて、それまで誰も手掛けていなかった研究に没頭しました。それはメーカーにおいては最も現実的な課題でもあった「接点開閉時の突入電流と溶着現象について」の解析で、その研究は独学でしたが学会で発表するに至りました。

そういう最中にある時、当社で学会を開催して欲しいと要請があり、会社にその話をしたら、「何を寝ぼけたことを」

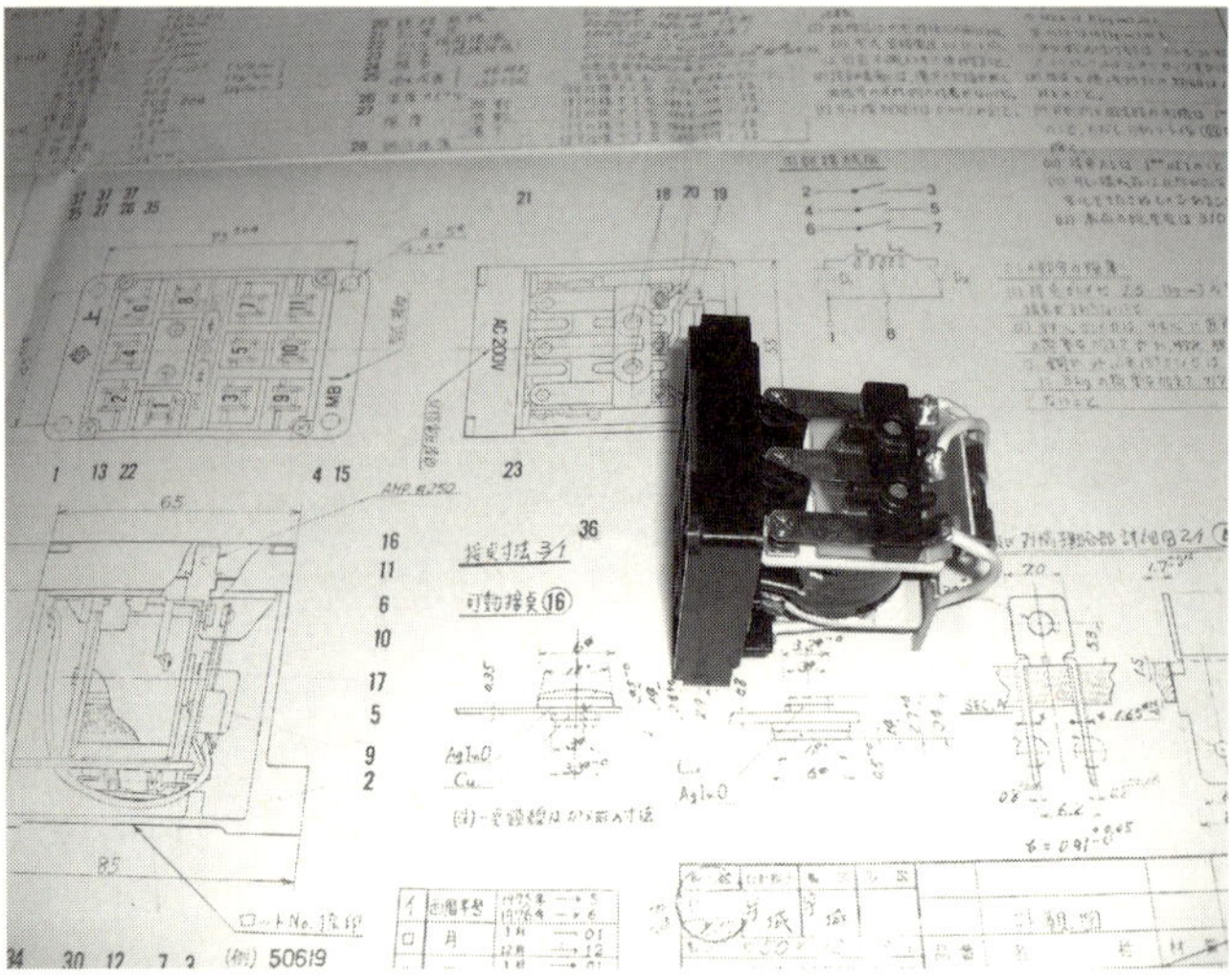

入社３年目で設計したリレーとその設計仕様書図面
（当時はまだＣＡＤのない時代で手書きによる）　当時 27 歳

と言われましたが(笑)。27歳の時です。

各大学の教授とか、大企業の研究者や開発者など、博士号を持った方々50数名が参席する中、ひよ子とも言える私の司会で進められたのですが、未だにその時の緊張感は忘れられませんね。

この発表が後に神戸大学の朝井英清教授の目にとまって、神戸大学で研究を続けないかと誘っていただき博士号をとる準備をしていたのですが、ちょうどその頃に会社に労働組合が出来たんです。

転換

野中　そこに呼ばれてしまった（笑）。

宇城　はい（笑）。開発技術部から執行員として選出され、教宣部長を4年やりました。結局、労働組合での会社（経営者）対社員（労働者）という対立構造からは何も生まれないということ、またいろいろな矛盾を感じて会社を辞めました。

　その所属していた総評全金と言えば、当時、日本最強の労働組合で、離職後の転職活動にあたってはリクルート社から「就職先はありませんよ」と言われたぐらいでした。それもそのはず労働組合の執行役員だったことで、ブラックリストに位置付けられていたからです。そのため次に就職できたのは雇用制約のない保険会社でした。

　2週間の研修と試験を受け、初めて営業に出た1日目に、いきなり5件の契約をとったんですね。契約の領収書が5枚つづりになっていたので領収書の追加を会社に連絡したら怒られましてね。「何を言っているんですか。領収書を失くしましたと正直に言いなさい！」（笑）。保険会社の領収書を紛失すると新聞にその旨を記載しないといけないほど重要な書類であったんですね。

一般的には1ヵ月で1件契約がとれるかどうかでしたが、その日は結局1日で17件の契約をとりました。また6ヵ月目には会社が始まって以来の前例のない三部門制覇という売上成績も成し遂げ、支社長、局長から直々の表彰を受けました。その直後、特別機関長候補になりましたが、組合活動の影響のほとぼりも冷めているだろうと思って転職2年後に辞表を出しました。そのあとに就職したのが松下電器の協栄会社だった由村《よしむら》電器です。

オンリーワンのアイディアで技術革新

宇城　当時松下電器が業界初として新聞発表していた、一体型VHSビデオカメラ・マックロードムービーの開発の頃で、由村電器ではそのACアダプターを製造していたのですが、製造がうまくいかずにもの凄く揉めていたんです。リクルート社の人事部長の強い推薦もあって由村電器に入ったのですが、私はそういう状況下にある事はまったく知らされずに入社し、一時《いっとき》して社長からいきなり「今日から技術の責任者です」と松下電器に紹介されたんです（笑）。

野中　ベータとＶＨＳの戦争の頃ですか。

宇城　そうです、その頃です。ソニーのベータ方式に対して、松下電器グループのＶＨＳ方式が対抗していました。いわゆるビデオ業界のフォーマット戦争の始まりの時です。いきなり「責任者」だと言われ、事情も状況も分からないままに大変でしたが、技術は元々やっていましたので。それからは徹夜、徹夜の連続でした。

そういう中で見えてきたのが、子会社にありがちな後手後手の対応です。そこからの脱却を図るべく、先行提案をし、結果的に電源部門の協同開発を任されるまでになりました。

それは他社にないアイディアと、モックアップではなく実際機能するサンプルを出しての提案に説得力があったからだと思うのです。

それに加えて徹底したスケジュール管理です。重要な開発スケジュールは死守せねばならず、そのためにはプロジェクトに携わっている相手先の担当者の性格とか決断力なども含め、後で「言った、言わなかった」の論争にならないよう、それぞれの対応法を全部考慮したスケジュールをつくりました。だいたいその通りに運べました。

小さな会社が大きな会社を相手にするには、大会社に出来ない物をつくることを最優先させ、かつ機能、品質は当たり前とし、特にコストは必須事項ですね。それには他にない卓越した技術力が必要ですが。

当時はコストを下げるために賃金の安い中国に物づくりをもっていく会社が多かったのですが、それでも立ち上げるまでには時間と労力と資金が必要なんですね。それで私は視点を変えて、技術革新によってコストを下げるという方法をとったんですね。それでアメリカのＩＣの本場シリコンバレーに目を向けたんです。

野中　そういう捉え方が凄い。

宇城　新技術すなわち回路の一部をＩＣ化することで、例えば50個の部品を1個にするとか。そうすればその分組み立て工数が減り、当然人件費も安くなりコスト競争にも勝てるという発想です。また組み立て工数が減るということは一方でその分だけ人の手に触れないので品質も向上しますし、またＩＣ化によって革新技術が取り込め機能アップもはかれます。さらに形状も小さくなるというメリットも出てきて、必然的に他社との差別化にもつながるわけですね。

また、このＩＣ開発においては、日本企業とアメリカ企業では大きな違いがある事に気づかされましたね。ＩＣ化のアイディアを日本の大手メーカーにいくら提案しても採算の見込みと過去の実績が問われ、なかなか前に進みませんでした。そこでベンチャー精神のあるアメリカに目を向けたんですね。

当時私が考えていたＩＣ化についてその想いが一緒だったのが、シリコンバレーに本社のあったＰＩ社（Power Integrations 社）というベンチャー企業でした。彼らの第一声は、「どこかでの実績はあるか？」でした。「ない」と言うと、「やろう！」。これがベンチャー企業精神ですよね。それで意気投合し大成功しましたね。その後、世界の電源がこのＩＣを採用していったんです。

野中　そのリアクション！「実績がないから、やりましょう！」。これが日本と１８０度違うメンタリティーですね。

宇城　そうなんです。まさにベンチャー精神あればこそなんですが、このＩＣによって電源業界の小型化が始まったんです。

まさに家電立国だった日本が今や散々な状況にあるのも、こういうパイオニア精神の欠如が要因ではないでしょうか。

野中　おっしゃる通りです。２００５年のことでしたが、私も「第三の創業」を銘打って、水や空気やエネルギーなど国境を越えて地球がかかえている問題を解決していく技術力の「三洋電機」になろう！という方針を掲げたものですが、「他のどこのメーカーもやってないこと」「女っぽい感覚」と経済新聞にはさんざん叩かれました（笑）。

宇城　よく覚えています（笑）。私はもう一つ開発と並行して大切にしてきたことがあるのですが、それは、世話になった人への恩義は絶対とし、かつ裏切らないという姿勢を貫くことでした。そのためにもどんな事があっても品質は絶対に守り切る。つまり保証する。最終的にはエンドユーザーであるお客さんが安心して使えるものでなければならないわけで、松下幸之助翁は常に「売上はお客さんが喜んだ時や」と言われていましたが、その通りだと思いました。

ですから、求められる品質が規格上ここまでという時でも、コストアップにならない工夫をしながら、「そこまでしなくても」と言われるくらいまでレベルを上げてやっていました。規格外の予測される、私なりの事故想定試験をして、それをあらかじめ製品に取り込んでおけば安心ですよね。お客さんはマニュアル通りの使い方をするとは限らないんですね。そういう時は必ず不良が出るんです。結果、マニュアル通りに使用することだけを想定したもののほうが高くつくんですね。

野中　まさに、無刀流の世界ですね。先を見る。

宇城　そうですね（笑）。武術で言う、戦わずして勝つの本質「先《せん》を取る」ですかね。

切り替えの速さ

野中　先生は常に先《せん》を取っていらっしゃる。

宇城　先しか見ていない（笑）。活路というのは、先《せん》を取ることで見えてくると思っているんですね。常にトライする。時間は皆に平等ですが、時間の中のスピードは自分次第で変えることができる。だから今に打ち込む。その事によって未来が開けてくる。まさに今をしっかりやる事で一石二鳥になるという発想ですね（笑）。

野中　間違えやすいのは、「儲《もう》からなくてはならない。社会のためにならなくてはいけない」などといろいろ言っても、それは何を正当化しているかというと、自分たちが目に見える目先の利益を取りにいくための言葉使い。

一見良さげに聞こえるのだけど、本当の勝負には勝てない。もう少し視座を広角にしてみると、光が強いところと弱いところが見えてくる。照らされているところだけ見ていたのではダメ。光源が見えるところまで視座を広げると、時間的には長いけれど、勝負のキモがどこにあるのかが見えてくる。結局そこの大元の勝負をとる、というところから今の自分を照らすと、先生の場合ですと、労働力が安い中国に行かないで、工夫して日本でやるとか、何のために仕事をするのかという時に、技術が残らなくてどうするのか、というところが見えてくる。

宇城　そうですね。今という瞬間、瞬間の点を必死で抜け切る中に、短期、中期、長期ビジョンが一つの線でつながっていく。線は面に、面は立体につながっていくことだと思いますね。その始めはまさしく今にある。今の必死の一つひとつの行動、経験が結果的には積み重ねられて財産になっていく。

それには時間の中のスピード感が絶対必要で、スピードは速ければ速いほど安定感があるということなんですね。それに軌道修正も早くできるということでもあるんです。月に向けて打ち上げられたロケットはまっすぐ直線で月を目指さず、あえて最初からジグザクと軌道修正しながら進む。もし直線で月と軌道を結んでいたら、最初の設定がコンマゼロ程度狂うだけ大きく外れてしまう。それよりも軌道をこまめに修正しながら、結果として目的地に正確に辿り着くという、これと似ているんです。

それにはなんと言ってもスピードが速いことが大前提なんですね。時間は誰にも平等に与えられている絶対事実ですが、時間の中にあるスピードはそれぞれ変えられるんですね。一番速いのは「必死と無我」がつくり出す時間ではないでしょうかね（笑）。

野中　加えて自分がどこに向かって動いていきたいのか、その目標、ビジョンとミッション。そこが揺らいでいたら軌道修正などできない。まず日本は、ビジョン、ミッションがない。なんとはなしの「景気回復」のひとこと。だから軌道修正も違うところにいってしまうんですね。

株価だけの軌道修正を目指して、儲かるほうに儲かるほうにもっていけば良いと。「生きとしいけるものは、みな死ななければいけない。だから良い世の中にして、もっと健全な命を残す」というのが我々の存在の本懐であるわけですが、それがまったく見えない方向へ邁進《まいしん》してきてしまった。

先生は技術を残すとおっしゃった。それは何のためか。自分が自信をもって伝えることができるもの、自分を失わないというもの。それは技術力があってこそだというのは、行くべき先が分かっているからこその言葉。だから羅針盤としての己れの技術をもっと磨きたいと思われる。そこにワクワクする。これをスピード感をもってやっているから、決してぶれることはない……。気が通るはず、と思えてきます。

第三章　宇城憲治の武道修業時代

空手の師　座波仁吉先生からの学び

野中　先生は、空手道と居合道の二人の師匠に就かれたわけですが、先生の武道の修業時代はどんなふうに進んでいらしたのですか。

宇城　座波先生は宮崎大学空手部の最高師範でいらしたのですが、私が入部した時にはすでに先生は大阪在住で、年2回行なわれる宮崎での審査会でお目にかかるぐらいで、その頃は畏《おそ》れ多くて身近に接するという機会はありませんでした。その後、仕事の関係で大阪に居住して、ある時、大阪で全日本学生空手道選手権大会が行なわれ、後輩が九州代表で出るので、その応援に行く時に座波先生に同行したのです。

当時、すでに会社で空手同好会をつくり、また家では自分の子供をきっかけに近所の子供たちを教え、かつ西日本大育会という全日本空手道連盟の世界チャンピオンもいる西日本最大の糸東流《しとうりゅう》の道場の稽古にも通っていました。

しかし、座波先生との同行がきっかけとなってその後先生のお宅に伺って稽古をするようになったのです。学生の頃の印象と違って先生が身近な存在に感じられました。

　そして先生に稽古をつけてもらっているうちに技の凄さに改めて気づかされていきました。毎週日曜日には昼の1時頃から夜の10時頃まで、その間休みなしのぶっ通しの稽古です。

　当時は、座波先生は63歳くらいで、私が27歳頃でしたが、もう一人、先生の近所に住む大島さんという糸東流の祖・摩文仁《まぶに》堅和《けんわ》翁の有段免状を持っていた45歳くらいの方と三人での稽古でした。

　最初の頃は、スポーツ空手から抜け切れず、私が型をやると、「何の型か」と聞かれ、「これはパッサイの型です」と言うと「そういえばちょっと似ているかな」と、最初は冗談かなと思いましたが（笑）。また、組手で先生に向かって構えると、「宇城君、次は蹴りか」「次は突きか」と先に言われるので、何で分かるのだろうとびっくりしたものですが。座波先生に通うようになった頃はそんな感じでした。

　稽古の内容はひたすら型からの応用組手である「実践組手」で、「組手は四畳半で、投げは広い所で」というのが座波先生の教えでした。まさに、四畳半の突き、かわし、投げの稽古の日々でした。

稽古に通うようになってからは、宮崎の本部道場には年2回、1回も欠かすことなく50年以上先生に同行し、また福岡、大分、熊本、佐賀、長崎の合同研修が行なわれた福岡柳川の田中静雄先輩の所にも年2回30年以上欠かすことなく同行させてもらい、また宮崎の本部では審査員として列席させていただきました。

また関西本部は私が発起人になって昭和55年に高槻と先生の此花《このはな》地区を合わせて立ち上げ、年2回の審査を30年近くやってきました。そのようにして先生の技と心を映すことができたと思っています。先生が常に道場の稽古だけでは上手《うま》くならないぞとおっしゃっていましたが、その意味もあらゆる所に同行させていただき分かったような気がしました。

時に先生との会話は冗談かと思うような事が多々ありました。例えば組手で突きが顔面に当たったりすると、「宇城君、誰が顔面で受けるのを教えたのか」と言われたり（笑）。また空手には防御はあるけれども、受けという言葉はないのですが、それは受けの中に攻撃があり、攻撃の中に受けありの、その二つが同時に存在している攻防一挙動でない

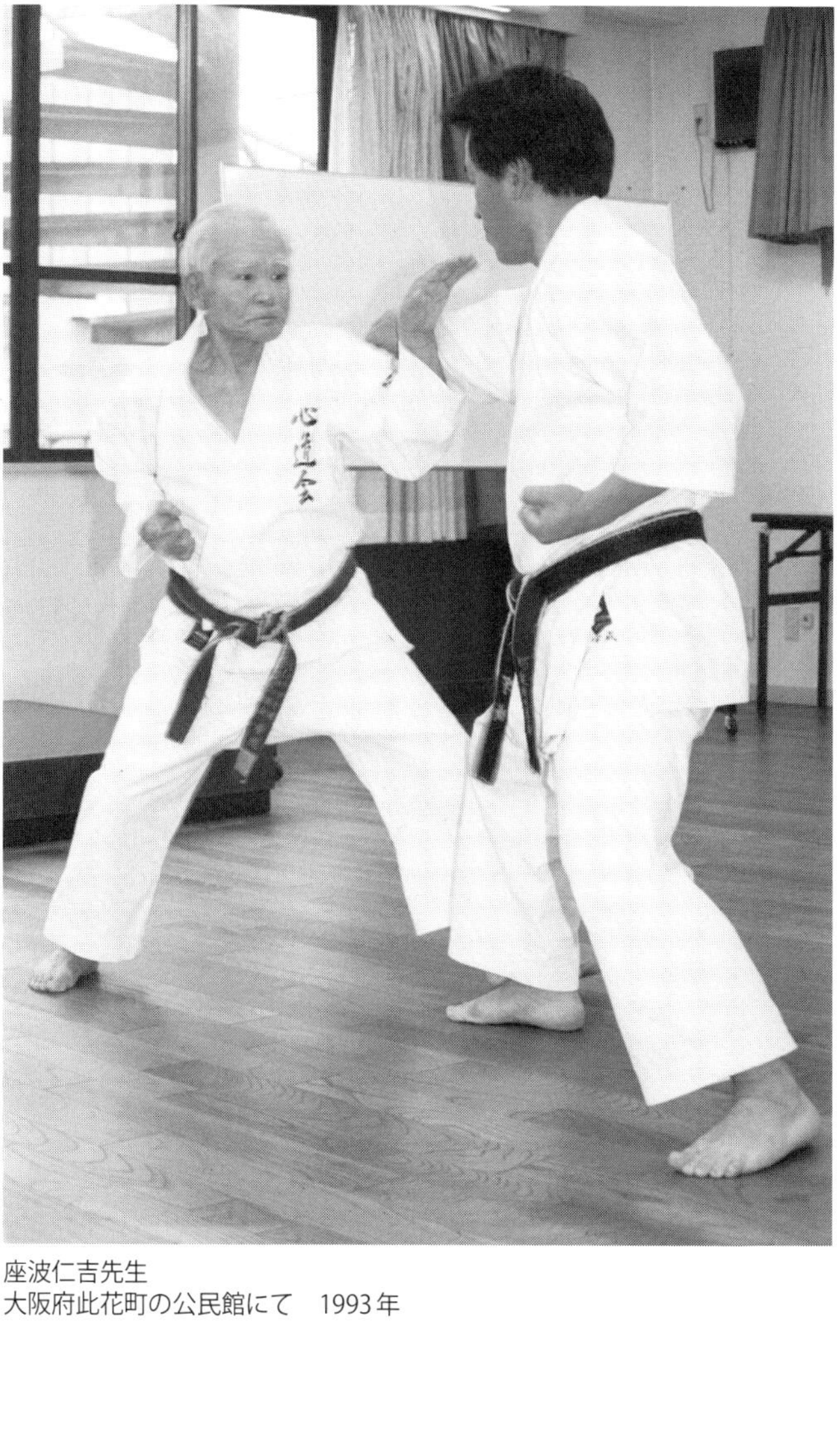

座波仁吉先生
大阪府此花町の公民館にて　1993年

と防御にならないからです。つまり両手が生きていないと駄目なんですね。沖縄ではそれを「夫婦手《めおとて》」と言うのですが、初めの頃「宇城君、左手がいらないなら、タンスにしまっておけ」などとよく言われました（笑）。

また先生は、複雑な技というのは実戦には使えない。本当に使える技というものはシンプルなものであると。それには型の本質を見極めるしかなかったですね。理屈や説明をいくら頭で覚えても技は身につかない。

ある時稽古に行っていつも通り「お願いします」と言ったとたんに、「今日の稽古は終わり」と言われたこともありました。当時仕事が多忙を極め、稽古に行った時にはすでに相当疲れていた事もあって、それを見抜かれていたんだと思います。そんな疲れた状態で稽古をするなど、空手の稽古を甘く見るなという事だったと思うんですね。

稽古の時間に遅れそうになって走っていくと、「宇城君、近くから走ってくる呼吸と、遠くから走ってくる呼吸はおさまる時間が違うぞ」と言われたりもしました（笑）。

野中　心も身体も、師匠は「先《せん》」を見ていらっしゃる。

宇城　はい。いつもそうして先生には心の内を見透かされているようでした。

また、仕事が忙しくてほとんど稽古ができず、型だけの稽古をやっていた時期があったのですが、そんな時先生に「宇城君、だいぶ修業しているな」と言われ、逆に組手だけの稽古を熱心にしていた時には「だいぶさぼっているな」と言われたりして、当時は不思議に思いましたが、今はその意味がよく分かります。

座波先生には空手はもちろんのこと、人生におけるものの見方、考え方においての奥の深さというものを教えていただいたように思います。

先生に同行して50年以上、その中でも先生のところに通いつめ稽古をつけていただいた27歳の頃からの3年間は私のそれまでのスポーツ空手を大きく変えた原点にもなっていると思っています。

座波先生という本物の師に出会えたことは非常に恵まれていたと言えます。ただいくら先生が優れた方であっても、向き合うこちら側がそのことに気づかなくては何にもなりません。私がもし先生が本物であることに気づかなければ、今でも、型の表面をなぞり、足の開きがどうの、角度がどうのと技の枝葉末節を追い続けている空手愛好家の一人にすぎなかったかも知れません。あるいは、今日まで空手を続けていたかどうかも分かりません。

当時から人一倍探究心が旺盛だった私ですが、先生の空手と生き方に強く引き付けられたからこそ、今があると思っています。

居合の師　川崎武雄先生からの学び

野中　居合道は、空手と並行して学ばれたのですね。

宇城　はい。居合道を始めるきっかけは、空手の師である座波先生が光物《ひかりもの》、つまり刃物の研究もしておいたほうが良いと時々言われていたからです。しかし、なかなか実際に始めるきっかけがなかったのですが、ある日、家から車で10分くらいの所に「無双直伝英信流」と書かれた立派な表札を見て、一も二もなく門を叩きました。ちょうど空手五段の時でした。川崎武雄先生は当時七段教士でしたが、その後全日本剣道連盟居合道の最高位である範士八段になられました。

稽古は先生のご自宅で土曜日、月曜日の2回、体育館で1回、週に3回ありましたが、

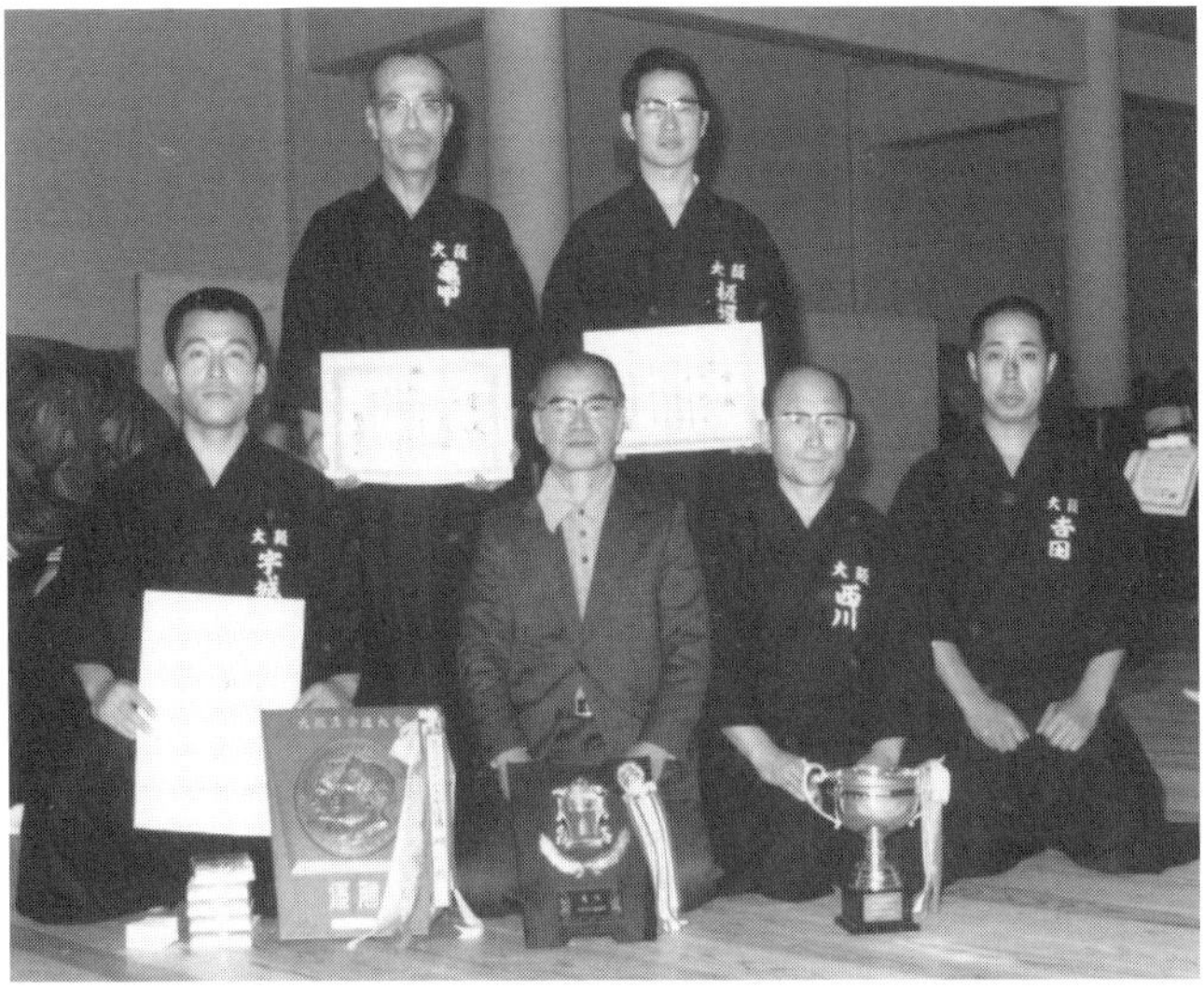

大阪大会 個人・団体優勝　（中央）川崎武雄先生　（左）宇城氏

先生のご自宅の月曜日の稽古には会社が終わったあとに行っていましたので、夜の8、9時頃でしたね。時には10時頃伺ったこともありました。

体育館の時は、木曜日の夜7時から9時までと稽古の時間が決まっていました。終わって先生に「ありがとうございました」と、これは普通です。その後先生は別室で着替えるのですが、付き添いの人がいるから着替えが早いんです。それで先生が先にお帰りになるので、更衣室から「ありがとうございました」と言って見送っていました。

しかし私は袴《はかま》をくるくると巻いて鞄

にポン（笑）。それで誰よりも先に着替えて玄関で先生をお待ちし、「ありがとうございました」と（笑）。先生のご都合もありましたが、その後の酒を飲みながらの反省会は今でも勉強になっていますね。しかし時たま袴のたたみ方を教えてくださいと言われると、慣れてないから、時間がかかって（笑）。

野中　常にくるくる、ポン！だったから（笑）。

宇城　そうなんです（笑）。

こういう話を聞いたことがあります。昭和の初期の剣道界の剣聖と言われていた高野《たかの》佐三郎《ささぶろう》や持田盛二《もちだせいじ》に稽古をつけてもらったお弟子さんたちが大先生の話を聞きたいが、なかなか誘い出せない。そこで稽古が終わる頃を見計らって道場の控室みたいな所でスルメを焼いて、酒を燗《かん》して待っていたと。先生も思わず「ん〜？」（笑）。それ程までして皆先生の話を聞きたいと願ったんですね。

「先生、飲みませんか」とは、とてもじゃないですが畏れ多く口に出せなかった時代ですよね。それくらい魅了されるものがあるということでもあり、またそれだけ稽古も厳しかったということですね。

私の稽古のあり方は、これは座波先生に学んでいる時も常にそうでしたが、一にも二にも全て先生ありきから入っていました。

それ故、先生に同じ事を二度と言われないように徹底して研究しましたね。

当時松下電器のビデオの電源の開発設計をやっていた事もあって、NHKなどが使用している業務用のビデオを持っていって、稽古の邪魔にならない所に設置して、先生のご機嫌のいい時を狙って、「先生、お手本を見せてください」とお願いするわけです。特に私が試合で優勝した後などは先生のご機嫌が良かったので、「先生、お願いします」と(笑)。

そのあと角度もズームもまったく先生の時と一緒にして、同じことを自分でもやってみる。帰ってから先生の動きや所作と自分のどこが違うかを研究する。その違いを次の稽古の時に先生に見てもらって、先生にアドバイスをしてもらうんです。

当時のビデオにはスローモーション機能などまだないですから、刀の振りの軌道を研究する時などは、テレビに映した画像のコマをいちいち止めて、それを写し取って、というようなやり方でやりました。

そういう中で例えば私の場合、刀の振りの軌道が①→②→③→④なのですが、先生の振りは①→②→④で、③がないんです。理想の軌道は③がないことなんですね。

それで先生の振りの軌道は赤にして、自分のは青にして先生に見てもらって、「この違いはどこにあるのですか」とお聞きすると、即、それは「手首が固いからだ」と指摘されました。すなわち「手首を柔らかく」ということなんですね。しかしその言葉だけを聞いて刀を振ると、手首を中心に振ってしまうので、振りが先生とはまた違ってしまうんですね。

私の場合は、①②の軌道上の④であることが分かっているので、同じ振りでも軌道の円は大きく、かつ突き出す軌道となり、先生に近くなる。手首の柔らかさだけを聞いただけでは、①②の軌道の延長上にあることを無視して違った軌道に見えるんですね。また、振り切った後がそのままになってしまい、残心がなく隙が出来るんですね。斬りっぱなしでは駄目で、その後の突きが準備されていないといけないんですね。

野中　言葉で「手首が……」と言われて理解するのとは全然違うわけですね。

宇城　そうです。自分で研究しているからこそ、「手首が」の先生の言葉の意味が分かるわけです。師は同じなのに学ぶ側の受け取り方で、まったく違ってくるんですね。

内なる自分との闘い

宇城　そういう稽古は上手《うま》くなるとか、勝つだけの稽古と違って、深さに気づくんですね。それを克服していくことによって、確実に変化し、かつ積み重ねの中から生まれてくる小さな悟りみたいなものを感じ取るんですね。この悟りというワクワク感こそが「他との競争」ではなく、「内なる自分」に目覚め、さらなる深さへの気づきとなり、毎日が「続き」の連続になって次を見るのが楽しくなるわけですね。

試合では往々にして「何のために勝つか」という問いではなく、「一番になるには」が先にくるんですね。だから「勝つためには」というプロセスに必然的になってしまう。スポーツ試合は勝った、負けたで済むんですが、もしこれが仮に江戸時代の真剣勝負だとしたら、負けは死を意味するわけで、刀を抜いた以上はどちらかが斬られ、あるいはどちらとも傷つく。真剣の世界であれば、まさに勝つことより生き残るための確実な「守る」が先にあるのは当然だと思うんですね。

居合の試合では真剣は使うものの、型演武による判定が故に「何のために勝つのか」はむろんのこと「何のために試合をしているのか」という問いが常にないといけないと思っているんですね。同時に競技試合といえど、負ければ何も言えないということがありますね。全て言い訳になる。しかし勝てば、黙っていても認められるし人はついてくる。だからといって「勝つこと」のみを求めていたのでは居合の神髄を知ることはできない。すなわち侍ということを忘れての居合では意味がないということですね。準備体操するなど。

試合前日でも居酒屋で先生を囲んでの居合談義は大好きで全て勉強になりましたね。中には真面目な人がいて、明日に備えて時間を気にしたり、飲みに行かずに宿にいたりする。私は日常と同じ行動をするのが常でしたから、試合前日であっても先生と12時過ぎまで飲みながら、先生に学び、宿に帰ったらパタッと寝てしまう。これは座波先生の時も同じでしたが、座波先生の時は「夜が明けるからそろそろ寝ようか」でしたね（笑）。

夜11時頃になると、一応先生は「電車は大丈夫か」と聞かれていましたが、すでに電車はない時間であっても「大丈夫です」、でした。それは、常に「最終電車は始発電車」と決めていたからです。要するに今の瞬間を大事にする。明日のことを考えてというのは、「今」がないということなんですよね。

野中　「今を十分に生きる」ということをしない者には、未来はない、という事ですね(笑)。

宇城　そうです(笑)。明日の試合を精一杯やろうとするならば、今が精一杯でなくてなんでできるの、と。私はそういう考えなんですね。

野中　だから稽古に十二分に励む。その日常の稽古があるからこそ、それを試す。結局、「己れを信じる」ところまでやることが大切だと思いますね。

宇城　そうです。その通りです。日頃やっていることを試すからこそ、「試し合い」であるわけですからね。

それは試合上でも同じです。出番の名前を呼ばれるまで正座して待つんです。しかし最初の頃は「大阪、宇城選手」と呼び出された時には、足にしびれがきている。しびれているから自分との闘いになるんです。

ところが勝つことだけの試合であれば、一番有利な状態で臨むのがいいのであって、わざわざしびれがくるような正座をする必要はない。しかし、そのしびれも重ねるうちに消えていく。まさに正座が身についていくんですね。そして、それが当たり前の自然体となる。自分との闘いに持っていけば、反省はあっても迷いがないわけです。そういうように「試合」というのを、勝敗も含めて、今の「自分を試す場」として捉えれば価値ある場になると思いますね。

野中　スポーツの世界ではあまり聞いたことがない捉え方ですね。

宇城　そうだと思います。試合前に正座をして待っていると、しびれて不利になる。しかし居合という刀を差した侍という立場に立てば、正座は当然のこととしなければならないわけです。また、スポーツでは準備体操は当たり前ですが、刀を差した侍が準備体操をするのか、です。だから私は居合でも空手でも準備体操はしません。こういう発想に立っているので、創心館宇城空手では準備体操はありません。動物はまさにそうですよね。

また試合で勝った時、あるいは負けた時、どういう態度をとるか、そこでも人間が評

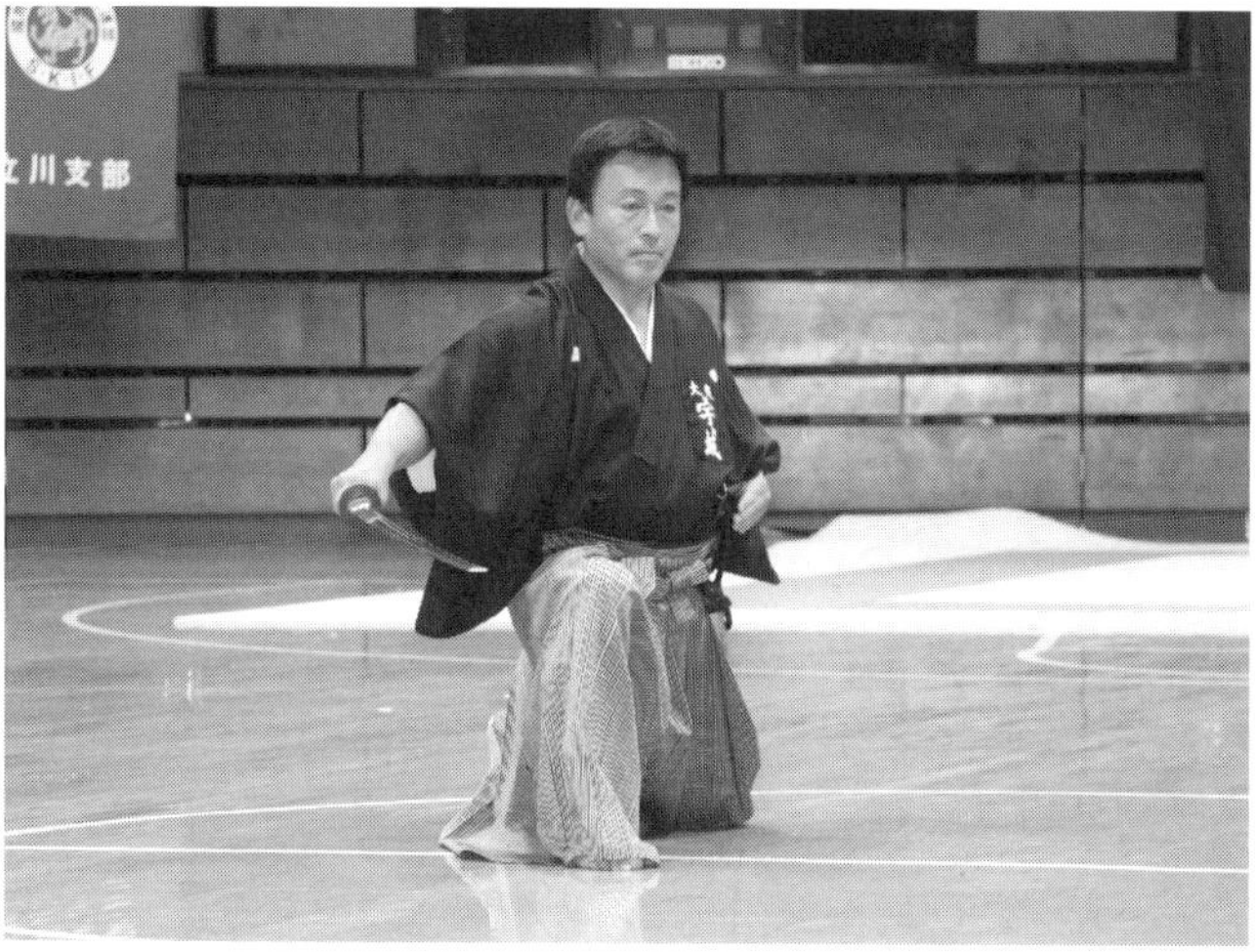

国際松濤館空手道連盟主催 第25回全国空手道選手権大会での居合模範演武（2005年8月14日　代々木第二体育館）

価される。ガッツポーズをとるのか、相手に敬意を払うのか、自分の修業不足でした、と反省するのか。常に自分の中でフィードバックしていくことが大事ですね。

そういう戦いをしていくことを心がけていれば、そうすることが当たり前になっていくのです。そしてそれをやってきたかやってこなかったかで後々大きな差になって出てくるんです。まさに積み重ねの延長線にある未来の姿ですね。

しかし、その第一歩はまさに今にあるんですね。やっていなかった人は手遅れになる。「自分は正座をしていたけど、

1回戦で負けた」。正座したからといって1回戦で負けたのでは本末転倒になるわけですね。勝負は時の運ではあるものの、「勝ちは人に希望を与え、負けは人間を強くしてくれる」ということだと思いますね。

野中 正座が本質なのではないと。このカン違いをする人々は多いかも知れないですね。

宇城 そうです。正座の練習をしているわけではない。必要性からの姿でなければならないということです。つまりいかに日常に近づけていくかということです。それは何のスポーツであれそうでなければいけない。特にスポーツは勝ちにこだわりがちですが、真剣での勝負でないだけに、いかに勝つかだけでなく、稽古を通して自分を人間としてどう成長させていくかが大事だと思いますね。

第四章　宇城憲治の気の世界

時空の変化とは

宇城　創心館総本部道場までお越しいただきありがとうございます。この道場は一般の武道館、体育館とは大きく違う所があって、道場に入ってもらうと、すぐ分かると思いますが、身体に気が通り安定するんですね。道場建設にあたってはいろいろな城や神社、寺、京都武徳殿、大阪城修道館などいろいろ研究してつくりました。

道場の床板は厚み3センチ、幅15センチの杉板ですが、それ以上厚みがあっても薄くても駄目なんですね。また杉は他の木と違って柔らかみがあり、夏は涼しく、冬は温もりがあり、道場には最適だと思っています。杉板に節目が出ないように京都の北山杉から選んでもらいました。それを後で歪《ゆが》まないように何回か乾燥させ、80畳の広さですが、釘は一本も使ってないんです。ヒノキは高級材でいいのですが、使っていると、後々うすーく油が出てきて滑るので、道場には適さない。

ところで今、野中さんの背中を押してみますね。どうですか。

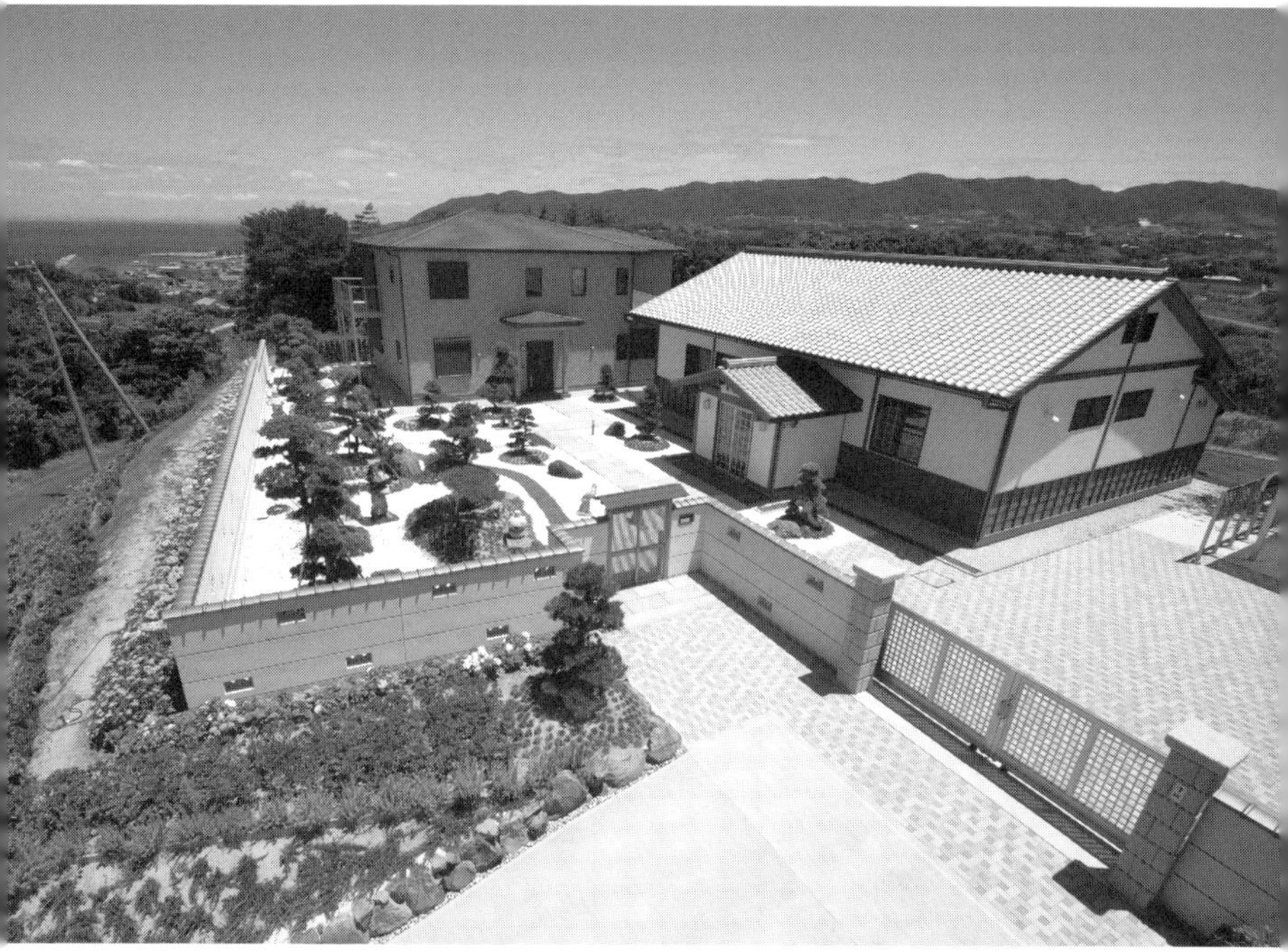

明石海峡を望む高台に立つ「創心館 総本部道場及びゲストハウス」

野中　はい。「強い」というか「ぶれない」というか。しっかりしています(笑)。

宇城　しかし道場の外に出て、同じことをしますね、どうですか。

野中　はい。弱くなりました。何が違うかというと、この道場のマテイリアル？　私は何もしていないのに、この空間が私を「変えて」いる？

宇城　そうです。道場内

の時空がそうさせているんですが、実際体験すると、その違いがはっきり分かりますでしょう。

野中 はい。道場の外だと、弱い。道場の中だとずーんっていう感じ。鳥肌が立つという感じです。

宇城 次に、ビニールを道場に敷きますので、そこに野中さんが乗って同じ検証をしますね。

野中 あれ、乗ったら弱くなりました。降ります。あらら。また強くなりました。

宇城 何故なんでしょうね。変わるのは空間だけじゃないんですね。接地面からも何かあるということですよね。

野中 身体の体感が変わりますね。先生は何もしていらっしゃらないですよね。

宇城 まったく何もしていませんよ（笑）。以前、岡山県の野球の監督さんたちがこの道場に来た時、一人ぎっくり腰で歩くのもやっとという人がいたのですが、道場に入るとそれが治りましたね。その後、何事もなかったように動き回っていました。

しかしこのような道場内で起こる変化は、今の科学では説明がつかないかも知れません。逆に科学がこの事をテーマにして研究すればおもしろいと思いますね。すでに「事実が先」で実証されているわけですから、まさに次世代の科学のテーマが提起されている、と思うんですよ。

空間に何かエネルギーがあるとすれば、それではなぜ下にビニールを敷くと変化するのか。変化するということは、空間だけでなく下との関係もあるのではないか、というように仮説を立てて考えていくと、そこに新しい発見があるかも知れないですよね。しかしその発見すらも、実はすでに存在している事実が先にあるんですよね。

フォーカスが合うとは

野中　接合面との関係ということになるのでしょうか。これがビニールではなく麻だったら変わらないのではないかと。

宇城　基本的に下に敷くのは何でも一緒です。敷物に乗ると弱く、乗らないと強い。しかし、この状況を一変させることもできるんですね。「気」ですね。野中さんに私がフォーカスを合わせますね。フォーカスが合うと、ビニールシートの上に乗っていても、野中さんの身体は強くなっていますね。フォーカスを外すと弱い。これは後ろ向きになっていて目を合わさなくても同じ事が起きます。すなわち暗示ではないということです。

野中　フォーカスを合わせる……？

宇城　目には見えないですが、空気の変化が見えるんです。もっと分かりやすいように検証をしてみましょう。野中さんが編集部の木村さんと向かいあって立ち、木村さんが少しずつ後ろに離れていってください。そこで、木村さんの存在が野中さんの中でぴたっと合ったと感じた時に手を上げて下さい。はい。そこですね。そこではフォーカスが合って野中さんの身体が強くなるんです。

つまり木村さんが野中さんから離れていく時、どこかで「いいな」というところが出てくるんです。そこがフォーカスが合ったところ。それ以上離れるとフォーカスが崩れ、お互いの関係が切れて弱くなる。それが私には見えるし、私は距離に関係なくどこでもフォーカスを合わせることができるんです。

野中　例えば、ここ兵庫から私が東京にいてもですか？

宇城　もちろん。海外であっても大丈夫（笑）。その気づきが感じにくい場合は、例えばここで野中さんの肩を10人くらいの人が列をなしてつかんでいると、もっとその現象は分かりやすくなりますね。それは気づきの度合いが人数が増えることによって強くなるから、見ているほうにも分かりやすくなるんですね。

物質間の相互作用現象は量子論の説明としてもありますが、説明はついたとしても身近な実際上での出来事でないと、信じられないでしょう？「どうして」という疑問ではなく「なぜ」という自問と謙虚さの中にあれば理解できる事象かも知れませんね。

野中　私にとっては、「どうしてだろう？」「なぜだろう？」は同じ意味でもありますが（笑）。そのフォーカスが合う、というのは体感で分かるのですか。

宇城　そうです。体感で分かります。それを表現する適切な言葉は今のところないですが。

あえて理屈で言えばですが、例えば水というH_2Oの分子は「水という固体」「水という液体」「蒸気という気体」と同じH_2Oでありながら、3つに状態変化をするでしょう。

それだけではないですね。当たり前ですが「冷たい、温かい、熱い」という変化も伴う。その状態変化を起こしているエネルギーは温度ですよね。ところで人間の場合、状態変化をさせているのは何なのでしょうか。例えば心臓は自分で速さを変えることはできないですね。しかし走ったら変わるし、ときめきでも変わる。走るのは理屈上でもよく分かるのですが、ときめき、ワクワク、驚いた時でも変化するというのは不思議ですよね。そこには変化させるメカニズムとエネルギーがあるということですね。そういうエネルギーを生み出す要素がたくさんあり、そういう状態変化が時空と時空の中の自分、人間に対して起こるという事だと思います。

この時空の変化が「気」によってできる。今の最先端の科学のテーマとしても、充分過ぎるくらいの内容があり、実用的で有益だと思いますね。

野中　私も人生において何を聞いても、「え？　なんで？　どうして？」といつもときめくタイプですが（笑）。それは、自分自身が、まず外に対して「開いている」ということなんでしょうか？

宇城　そうですね。そのことに自分でも気づかない場合がある。まさに目に見えない事象は自分自身を開いていないと分かりにくいと思いますね。

目に見えない「気」とは

宇城　この木刀を持って上から私に打ち込んでみてください。今のスポーツ剣道だと、打ち込んできた刀を刃の部分で受ける。つまり、もしこれが真剣だとすれば刃はこぼれてしまうわけで、刃がこぼれたら刀は使い物にならない。実戦であれば、つまりこれでは殺されてしまう世界です。だから今の剣道のように「受ける」というのは余程の事がない限り本来実戦ではあり得ないことなのです。

従って相手が打ち込んでくるその時は、すでに相手はやられている状態になっていなければならない。これが理想であり、かつ現実でなければならない。最低でも相手の刀を鎬《しのぎ》で削り、外して、すなわち自分を守りつつ攻撃に入る、でなければならない。これが確実にできれば、刀でなくても鉄扇《てっせん》、あるいは素手でも可能なわけですね。

今のは幾何学的な相対の中での対立を外すという攻防の技ですが、もう一つその上の次元に気の世界があって、その気で入られると、相手は打ち込むどころか固まって動けなくなる。また相手に誘いをかけて打ち込む瞬間の時空を変化させ剣筋を外すこともできる。まさにこの「気」は江戸時代の無刀流や新陰流の極意なんですね。

もう一度打ち込んでください。

野中 あらら、軸がずらされたようになる、コマ送りのような感じです。

宇城 気によって時空の変化を起こすことは明確なんですが、それを実証しますね。今この場所から野中さんを打ち込みにいくとして、私の木刀がそちらに届くと思いますか。

野中 いえ、間違いなく無理という距離感です。

宇城 でも気を発する中では、野中さんに届いてしまうんです。野中さんからしてみると遠いですが、すでにこちらからは届いている。その証拠に逃げられないでしょう。

野中 ムリムリ、ムリです。

宇城 「一」で斬りに行くと野中さんにはその動きが見えない。ところが普通のやり方「一、二」という二動作で斬りにいくと、こちらの動きが野中さんには見え、実際木刀は届かないんですね。しかもこちらの動きに合わせて野中さんは動くことができる。しかし気を発して入る場合は、時空が変化しているので、動くことができない。不思議ですが、現実なんですね。

「質量の周りの時空は歪む」とアインシュタインは宇宙レベルの量子論で言っていますが、実は身近なところでも同じ現象が起きているのではないかということです。

野中　確かに。ここも空から上へ宇宙とつながっていると考えれば不思議ではない。

宇城　本質は一緒だと思うんです。気で入ると吸い込まれる。

野中　こっちから行きたくなる。

宇城　そうなんです。実際吸い込んでしまう。だから行きたくなる。江戸時代の剣聖、剣豪を実際に見ているわけではないのですが、資料や時代小説からも、そういう事があったであろうと推察されますね。

しかし打ち込みの瞬間の肝心な所は、小説では1行ほどの表現になっていますが、本来は100行くらいに詳しく書けるものなんですね。それは作家と実際やれる人との差でしょうかね。まさに、アインシュタインの言葉、質量の周りは時空が歪むという表現を借りれば、「気」はそれを実証しているわけで、実際はもっと高い理論があるのかも知れません。いつかは分かる時がくるとは思いますが。

野中　あくまで感覚的ではありますが、数値化できるものに真実は宿らない、という感覚があります。万人に分かるようにするためには数値化が必要だけど、例えばどれだけ誰かを愛しているかなどというのは数値化できない。

とかく私たちは数値化できることが科学的であり真理であって、数値化できないこと、または値段で表わせないことは価値がないと思いがちだし、そういう人たちが多くいる。「いや、そんなことはないですよ、愛というのは数値化できますよ。３００万円のダイヤを贈ってくれる人は、10万円のダイヤを贈ってくれる人よりも私に真剣ですよ」と考える人がマジョリティの世界だと思うんですよ（笑）。

一方で、数値化できない「気」などは、「まやかしじゃないか」という人たちに対して、「いや、そうじゃない、数値化できないものにこそ真理が宿るし、神が宿るし、数値化できないものの世界にこそ私たちは生かされているんですよ」という表現系をとると、「それはいわゆる『スピリチュアルの世界』でしょ、わかるわかる。そーゆーこと信じている人いますよね」みたいなことにくくられてしまうことが多い。

そんな中で、「ちょっと聞きなさい。両方、宇宙の真理でしょう」と言えて、しかもそれを現実に見せて下さる力のある方が、宇城先生だと思うんですよ。

宇城　なるほど、整理しやすくなりますね（笑）。見える世界と見えない世界、数値化できる世界と数値化できない世界、それぞれ両極端に思われがちですが、実はそうではない。両方をつなぐ架け橋があれば両極端ではなくなると思うんですね。現実は両極端というより、見える世界、数値化できる世界に比重が行き過ぎていますね。私が実証している「気」によるいろいろな事象例は、まさに目に見えないものを見えるようにしているという点で、そうした科学の偏りにも気づかせているんですね。

生体科学や医療科学にしても、「気」が科学の世界にない高い次元の答えを持っている事は確かなんですね。

野中　はい。実際に頸椎《けいつい》をやられて、歩行はおろか、首から下が動かせないような状態になってしまったお弟子さんが、先生の「気」をつかいながらの指導で松葉杖、そして小走りで走れるようになるまでになられていく姿を、私はこの目で拝見させていただきましたから。これはこれで、また場をあらためて是非じっくりお話を伺わせていただきたいと思っているんです。ようやくこの頃、西洋医学でもそうした力があるということも、注目されるようにはなりましたが。

宇城　はい。つまり未知の世界を解き明かしていくには、未知の世界に思考を開くことが必要で、分析も大切ですが、それ以上に、未知にあるエネルギーを引き出し活かしていく実証を重ねていくことが大事だと思うんですね。「気」はすでに実証されているんですからね。

「気」はそのエネルギーがある事を実証するだけでなく、具体的に病気を改善したり、今の常識を覆すような力を引き出したりして活かすことができている。ということは、今の科学でまだ解けていない未知の真理が眠っているということを証明してくれているということなんですね。

我々の命は一瞬一瞬で成り立っていて、一瞬とは時間そのものですよね。まさに「今」ですよ。その「今」の積み重ねが人生を築き上げていく。そのいちばん身近な時間、しかも消え去っていく時間、すなわち生命体の持つ時間、その時間の中にある価値を見出すこと、すなわち時間の中にあるスピードとエネルギーの存在に気づくことが大事ではないかと思うんですね。

野中　時間の終わり……自己にとってのそれというのは結局、「死を覚悟する」ということ、そこですね。だから武士が武士道になっていくのだと。

宇城　そうです。命＝時間、しかも一瞬の今の時間という捉え方をすれば、時間は万人平等で同じですが、時間のあり方が変わってくる。すなわち時間の中にスピードが出てくる。相手が０・５秒の速さで打ち込んでくる時、こちらが０・２秒だと０・３秒の余裕の差で相手に勝つ。「気」のスピードは０・０００００１秒くらいだと考えています。それは細胞の速さと同じだからです。何故なら「気」は細胞を瞬時に変化させられるからです。またそのスピードはエネルギーに比例している。そう考えるとそれは活動の源泉ともなる。そう考えているんですね。

この地球は時速１８００キロで自転していて、さらに時速10万キロで公転するという速い時間で動いている。もの凄いスピードで動いているのに、我々は止まっているように感じ、そのことをいちいち考えませんね。見方を変えればバタバタしているというのは内面のスピードが遅いということなんですね（笑）。

野中　宇宙の視座で見てみれば、私たち地球の上の生き物は全て一つひとつ、一人ひとり、もの凄い遠心力、重力で引っ張られている。

宇城　そうです。そのはずなのに感じないですよね。しかし「気」は、無意識のところで感じさせるものがあるんですね。意識という時間域にない最短時間にある無意識の時間です。光は1秒間で地球を7周半しますが、そのスピードを感じとれる力は、頭脳にはない。しかし身体には無意識ですが、それを感じとる何かがあるんですね。

生かされているとは

野中　私が宇城先生の本に初めて出合ったのは、酵素の神様と言われている鶴見隆史先生の勉強会でした。鶴見先生はこれからのがん治療において自分の免疫力を上げてくれるのは「酵素です」ということを提唱されている方です。勉強会の休憩時間に会場の出店にいくと、そこに宇城先生のご著書『人間と気』（どう出版）が置いてあったのです。

20年前に書いた自分の本の最後に、『気』というものは科学的にまったく解明されていないけれども、次の私のテーマはこの『気』について学ぶこと。それが私の宿題です」と書いていたんです。

宇城　季刊『道《どう》』の対談の時は、その話で始まったんでしたね。

野中　そうです。ですから、先生の本を見て、「ビンゴ！　やった！」（笑）という感じだったんです。でもその時はその本を拝読しながら空手の世界の「気」としてしか理解できずに、本棚にしばらく置いてあったんです。

大学は上智なのでカソリックなのですが、祖母は敬虔な仏教徒なんです。その祖母から、お食事の前に手を合わせるご挨拶は「全ての命にいただきます」の感謝のことですよ。また、働くというのは、「傍（はた）を楽にして差し上げる行為」だと、小さい頃から言われていて、その祖母の影響で、ライブラリーの書棚のところに、仏壇でも神棚でもない私のスペースをつくり、そこで毎日お香をたててお水を差し上げていたんですね。

そしてある時、ハワイから帰ってきて、いつものように新しいお水とお香をたいて、「全ての命あるものに、また穏やかで平和な一日が訪れることを心の底から祈っています。感謝を込めて」と言って、ふっと見たら、そこに先生の本があったんです。「懐かしいな」

と思って手にとったら、もうその場で立って全部読みました。その本で道塾というのがあるのを知ったんです。

そしてそのままパソコンを立ち上げ道塾の事務局に連絡をさせていただいたんです。

宇城　そうだったんですか。野中さんとの初対面の時もそうでしたが、話をしていてもフォーカスが合っているなと感じるんです。普通の人は、ある一定の距離だけにフォーカスが合っていて、それが固定されていて広がりがないんですね。だから中に入ってくるとわずらわしくなって対立する。あるいは逆に一定の距離からずれていくと無関心になる。野中さんの場合は、どこにいても自然体でフォーカスが合うんですね。

野中　そうですか。私にとっては昔からご一緒させていただいているような感じです(笑)。塾生の皆さまのお叱りを承知で言えば、「おにいちゃま」というような(笑)。

初めて先生にお会いしたのは道塾の時でしたが、その時、会場で白板に何かを書いていらした。その時に「初めまして」とは言いましたが、ぜんぜん「初めまして」という感じではないな、と思いました(笑)。

その最初に先生と出会わせていただいた道塾の時、自分の中で感じたことは、先生は、私たちの身体を変化させていらっしゃる、つまり、私の皮膚の中で何かをやってくださっていて、それを私の細胞は感じているんだろう、というふうに思っていたんです。でも、こうしておつきあいをさせていただいて、ある時、まったく逆の感覚がきたんです。

どういうことかと言うと、例えば、西田幾太郎哲学でも語られますが、自然という字は自然《じねん》と言い、自分をインクルード（含む）したものをネイチャーと言うのだと。しかし西洋では、人間と対峙するものがネイチャーですよね。だから西洋では「自然を克服する」と言う。森であれば、森は暗くて怖いから、そこを切り開き開墾していく。これがカルティベート、つまり耕すこと、すなわちカルチャー、文化文明である、と。

日本人の場合は、森にわけ入ってこれは凄いぞ、とそこを「鎮守の森」にしてしまう。そしてそこで盆踊りをしたりして「神様どうもごきげんよう」という感じ。それが自然《じねん》なのだと。野中も、小さい頃から自然を自然《じねん》と捉えていたように思います。

高校時代に、環境問題の作文があったのですが、よく環境問題というと「自分は興味ない」という人がいますよね。「空気が汚れていたら、私はマスクするから大丈夫」というように、自分の外に環境問題を意識する人がいる。ところが金魚は、自分がパクパクしながら生きているのは、水に生かされているからですね。身体の中に水がぱかん、ぱかんと入ったり出たりしている。彼らは自然が汚れていてけしからんとは思わないと思うんですよ。なぜなら彼ら自身が水だし、水だからこそ自分だし、包含されていて、その中で自意識がある。そういうことを作文で書いたのですが、その感覚を私はふっと宇城先生の中に感じたんです。

つまり、先生が目覚ましのように私たちの細胞に、「ほら、起きなさい、君たちもこんなことができるんだよ」とお知らせをくださっているのではなくて、金魚で言えば、空気、水、これを私たちに分かりやすいように、「ねえねえ、空気さん、エネルギーさん、スピードさん、この人たちに分かるように受け入れてやってくれない?」と頼んでくださっているのではないかと。つまり周りのエネルギーを私たち仕様に合わせられる、先生はそういうコントロールをしてくださっているのではないかなと思ったんです。

宇城　しかし凄い観察力、分析力ですね。とても分かりやすいです。まさにそういうことじゃないかな。結局みな「どうしたらできるんですか」と聞いて知ろうとする。それはぜんぜん駄目なんですね。金魚を水槽の外に出すようなものですから。

野中　金魚を外に出したら生きていけない……。私たち小魚がうじょうじょいるところで、先生金魚が水とお話をしている。「ねえねえ、水さん、ちょっとこいつらに俺たち自身が水なんだということを、分からせてやってくれないか」と、ということかな、というのがふっときたんです。

みんなに可能性があって、これまで不可と思っていたことが可となる、そういうことができる自分に気づきなさいよ、と先生はおっしゃってくださっているけれども、じゃあ、「気をかけるよ」という時には、一人ひとりの細胞に話をしてくださっているのではなくて、周りの地球の、宇宙の心に、この人たちに分かりやすいようにちょこっとつきあってくれないか、というように先生は話をなさっているんだなって思ったんです。

宇城　分かりやすく解説してくださってありがとうございます。助かります（笑）。

ここに立っていてください。この木刀を振りかぶって打ち込んでください。野中さんが振りかぶったその時すでにこちらは野中さんに入っている。「打ち込んでくる→入る」ではないんですね。「振りかぶった時は入っている」なんですね。そして外見上の私の動きは上から下への斬り下げですが、実は上からの斬り下げよりも前に下から上への斬り上げがあるのです。
これは内面の働きなので具体的な動作としては見えませんが、ふつう剣道でも上から打ち込んでいく。そのほうが速いみたいですが、それでは打つことはできても、「打ち込め」ないんです。すなわち斬ることにつながらないんですね。これは実際試斬りをするとその差はよく分かります。「打ち込む」ためには目に見えない下から上に斬り上げの動きがあって初めて上からの斬り下げは生きてくるんですね。すなわち相手に溶け込むということですね。

野中　自分の遅さが分かりました。

宇城　斬られたあとに手を出している。それでは遅く、手はすでに斬られて落ちているわけです。そういう事が新陰流の伝書の中にも書いてあるんですね。「あなたはそれではやられているんですよ」ということが。しかし、自分中心の視野の動きだとそのことに気づかないんです。つまり金魚は水の中にいるからこそ生きているんですよ。だから、水の中に手を入れると、ぱっと逃げるのは、金魚が水に溶け込んでいるからで、それと同じようなことだと思うんですね。

野中　分かりやすい。人間が捕まえに来たぞ、だから逃げましょ、と泳いでいるような金魚ではダメだ、ということですね。

宇城　剣道で言う幾何学的な「最短距離の動き」という動きでは遅いんですね。それでは打ち込めない。だから「当てる」になる。

具体的動作としての斬り下げ、それを有効にする内面の働きの下から上の斬り上げは、外面の動きではないので、目には見えないんですが、その内面のスピードの大切さに気づかないと遅れをとることになり、斬られるということになる。すなわち外面の意識の前に内面の無意識の働きが先行していることが大事なんですね。

人生も同じで、外面重視の生き方だと、生かされているという宇宙の包み込みから孤立してしまうようなものですから、溶け込むことができない。それでは対立の中で生きていく事になって、エネルギーの損失が大きくなる。大事なことなんですが、気づかないんですね。

野中　まずは、それを感じ取れる己れになる、ということが大事……。

時間の中のスピードとは

宇城　でも同時にね、金魚の場合は水を意識しなくていいのですが、人間の場合は意識して駄目になっている場合があるんですね。金魚とか動物はそもそも意識、無意識というのはないのですが、本能という自然体で生きているので、それは人間の無意識と同じだと思うんですね。一方人間は本能以外に知識を司る大脳皮質があるため意識が先行しがちなんですね。そうすると自然体が消え、溶け込むことができないんですね。「気」が使えるとそのことが明確になりますね。

野中　そこですね。私たちも無意識という状況に立てば、金魚と同じで、そこに境目などないわけですね。

宇宙の中で地球はもの凄い勢いで動いている。でも止まっているように見える。それは金魚鉢全体そのものの動きであってその中に入る金魚からすれば穏やかな中にいるということですよね。これまでは時間とスピードというのは、ぜんぜんシンクロしていなかったのですが、でも「時間とは何か」と考えたら、スピード以外の何ものでもないって分かったんです。

つまり私たちは、時間というのは、1分、2分、1時間、何日、何年という絶対的なものだと思って育ってきていますよね。ところがそんなのは、お月様が我が星を1回転してくれるのを一月《ひとつき》と呼んで、その一月を28分割したのが1日で、じゃあ誰がそれを決めたのかと言えば、その1回転するスピードのことでしかないわけですよね。

だから地球が1回転する自転を24時間。それを「時間」という呼び方をしているけど、日本の北緯で言えば時速1800キロ×24（時間）×28（日）、このスピード感で動く距離を一月《ひとつき》と呼んでいる。つまり、時間がスピードなんだと分かったとたんに、もの凄くいろいろなことが自分の中で解けていきました。

だから、速さとかエネルギーとか、プラス、マイナスの電気のエネルギーではなくて、もう一つの別の世界のエネルギーとしてのスピードと時間というものが一つになった時に、先生のおっしゃっている「先《せん》を取る」というのが何となく分かる気がしたんです。

惑星としての地球のクルクル自転よりも速いスピードで動いてしまえばいい。

宇城　そうなんですね。まさに時間の中にあるスピードが見えてくると、その先に重力の存在が見えてくる。

野中　私たちは、例えば「紅白歌合戦に出たい」というその夢を結ぶのが未来だと思っている。でも紅白歌合戦で歌っている「今」というのは、「今」としてしか認知できない。だから、常に「今」しかなくて「今」は瞬間的に過去になるんだと。「影を持ったかっこいい女になりたい」と思うのならば、今、影を持つしかない。瞬時に過去をつくることができるけど、未来は永遠にこないから、常に「今」としてしか認知できないのが、生きているものの性《さが》だから、「こういう未来をつくりたい」と思えば、今「そこにつながる何か」を積み重ねていくしかない。そうすると過去としてできてきて、それが「今」になり、だけどそれは同時に未来である。

つまり未来はこない。過去はつくれる、じゃあ、「今」は何か。「今」というのは自分、自分はどこにも隠れていない。自分はさがすものじゃなくて創るもの。同じように未来はこないんだから、今、未来はつくるもの。気がついて体感できるものは、過去のもの。だから、生きているっておもしろくないですかっていう話をこの頃は学生さんたちにもよくするんですが。

先生が随所で違う表現をしてくださっていて、先生は、それを武術の言葉の「生きるか死ぬか」に置き換えてくださる。それはもう実技そのものなので、そこに「先《せん》を取る」という世界が拓けていく。

宇城　そう。

野中　ここから先生に伺いたいところなのですが、私の身体に遠心力もかかっているし重力もあるし引力もある。それがあなたにも、あなたにもある、という時に、そこを剣豪は「先《せん》を取れる」のだと。先生は、そこで引力とか重力というほうにご自分をゆだねるから、先生は意識で動く遅い人間の先をいけるんだと思うんですが。

体験はどんな知識にも優る

宇城　そうなんですね。時間は誰でも同じなんですね。違うのは時間の中にあるスピードなんですね。スピードが速ければ速いほど溶け込むことができるんですね。つまりゆだねることによって、相手に溶け込むことができる。光の速さで生じた自分の影は踏むことができない。では自分が相手の影としての存在であれば、相手に溶け込んでいることになり、まさに武術の極意なんですね。現実に存在する時間というのは一瞬の今でしかなくほとんどゼロでありながら、動いている。すなわちスピードを持っている。

今、仮に斬ってくる瞬間を0・5秒としますよね。それよりもっと早い0・5秒以下の時間がある。つまり0・5秒でこれだけしか動かないのに、0・2秒であればそれ以上に速く動くことができる。当然、先《せん》を取れるわけですよね。

この時間のスピードを分かりやすい譬《たと》えで言いますと、今、お年寄りが電車に乗ってきた。「譲ろうかな」に対して、「気づいたら譲っていた」というスピードは速いですよね。「譲っていた」は「心」からきているんですね。それに対し、「譲ろうかな」は頭で考えているんですね。だから剣術で言う「先《せん》を取る」の根源は「心」にあるということもうなづけるんじゃないでしょうかね。

野中　脳神経の専門家だったと思うのですが、ヒトは「〜したい」と思ってその動作をするのではなく、肉体の行動のほうが先で、頭はその後追い、つまり理屈付けをしているだけなんだよ、本来はね。というのを読んだことがあります。

宇城　そうなんです。一方で情報量の大きさからくるスピードというのもあるんですね。それは判断、決断のスピードにつながるんです。

例えば30センチのものさしに目盛が二つしかない場合と、目盛がたくさんある場合とでは、情報を受け入れる力が違ってくる。たくさん目盛がある場合は、一を聞いて十を知るではないですが、身体にそういう処理能力が備わっていることになり、それが同じ時間であったとしても、処理能力すなわちスピードの違いになり、相手の先《せん》を取ることにつながる。だから目盛を増やすことも大事なんですね。ただし止まっている死んだ知識の目盛りでは駄目で、体験とかを通した生きた目盛りでないと意味をなさないですがね。

野中　細かい目盛を持つということ……感性の細かさともつながる……。

宇城　そうです。ところが知識の目盛は、多くてもそれが点では駄目で、「深さ」が伴わないといけない。そこに時間のスピードが伴う。時空のものさしの目盛でないといけない。体験というのはまさにその時空の目盛ですよね。

例えば、「火傷《やけど》した、痛い」というのは身体の情報としてはもの凄く大きいんですね。

ところが「火傷したから痛いよ」という理屈の知識は、ただ目盛が刻まれているだけで浅い。「体験」の目盛は線だけでなく平面、立体としても入ってくる。だからどんどん深くなり、研ぎ澄まされてくる。「点は線になり、線は面になり、面は立体になる」その発展的つながりこそが、進歩、成長とも言えるんじゃないでしょうか。

野中　身体という目盛が。

宇城　はい。先ほどやったように、気を伴った時空ではスピードが全然違うわけですから、気づいた時には打ち込まれている、また入られているわけですね。だからそういう時空にあっては、相手の動きがスローモーションというより、どちらかというとコマ送りのようなストップモーションに見えるんです。

小刻みな動きは、それが剣道や空手で言えば「当てよう」とする時で、そういう時ほど内面は読まれ、逆に利用されてしまうんです。

野中　「当てよう、打とう」といった場合に。

宇城　そうです。そういう時は、自分中心の視野で捉えているので狭い。ところが内面のスピードは、相手に左右されないんですね。全体が見えるからなんですね。すると相手を包むことができ、相手はその中での動きとなる。

野中　小刻みに隙なく動いているつもりがかえって動けなくなる。

宇城　そうです。深さのない知識の目盛の場合は、そうなりがちですね。たくさん目盛があるようでも深さのない人は偏差値重視型のタイプの人が多いですね。経験は豊富でも、目盛の数が少ない人もいる。できるなら目盛がたくさんあって深さがあるというのが一番いいですよね。

野中　全体が見えるといった人々は、目盛も細かいし深さもあると。

宇城　そうです。目盛と深さの関係は「積の法則」(195ページ参照)に従うからなんですね。

野中　わーわーといくつも仕掛けていくのは、いくつもの目盛があっても深さがないので、相手に自分から仕掛けているようでいて、相手にも仕掛けられているスキをつくっている。そういうことですね。

宇城　わー（和）、わー（和）とは、おもしろいですね（笑）。目盛の立体性を妨げている大きな要因が、「欲」なんですね。「どうしたらできるのか」「何かを覚えたい」「何々をしたい」が先行し過ぎると、我が強くなって視野が狭くなり、居ついてしまう。

ところが50人くらいの女性がいたとしても、好きな人一人に目がいきますよね。これは視野が狭いという事とは違っていて焦点が定まる、すなわちフォーカスが合うということなんですね。それは「ときめき」というエネルギーがそうさせていると思うんですね。これは理屈ではない。こういう理屈でない目盛も大事なんです。

「時間を速くする」身近な方法は、自分の中に「ワクワク感やときめき」あるいは「好奇心を持つ」ことでも速くなる。まさにそのスピード力がとんでもない力、行動力を生み出すんですね。自分で「ワクワク」することです。

野中 その先生の「ワクワク」は、いつ頃から始まったんですか。今もワクワクしていらっしゃると思いますが（笑）。

宇城 いまだに思い出す強烈なワクワクは、学生時代初めてホンダのCB750のバイクを見た時でしたね。そしてそれを迷うことなく手にした時ですね（笑）。学生の身分で金もないのによく買ったなと今思えば考えられない事ですが。まさに決断までのスピードが速かったですね（笑）。

ナナハンというのは、まったく今までのバイクとは異なり全てが画期的で、全てが自分の中の理想の姿だったですね。その理想のあこがれが現実として目の前にある。当時のバイクではスピードも最高に出たんですが、周りのバイクが追い越しても余裕です。「どうぞ、お先に」という感じでしたね（笑）。

例えば商品開発においても、「世にない物をつくる」という時に、あれこれ情報を得てもプラスα的なものしかできない。いつも頭をよぎるのは、最初にこういう画期的な物を考え製品化、商品化した人はどういう発想だったんだろうかということでしたね。

ナナハンをつくったホンダの創業者は本田宗一郎氏ですが、常に現場ありきの人で、そういう社風から生まれたナナハンだと思いましたね。こよなくバイクを愛した人がつくったバイクだと思いました。そういうように何もないところにその第一歩を考えた人は、どういう発想で、またそういう発想はどこから出てくるのかなど、非常に興味がありますね。まさに「その人を求めるのではなく、その人が求めたものの中にそれがある」ということですね。

飛行機の第一歩は、ライト兄弟ですね。鳥を見て自分たちも自由に空を「飛びたい」と思ったからと自伝には書いてある。「飛びたい」と思う人は多いと思いますが、それだけで終わる人と、ライト兄弟のように実際にそれを実現しようとする人がいる。実際それが実現するまでの間に何人も犠牲者も出ていますが、それでも諦めない。その延長線上に今の飛行機もジェット機もある。そこに辿り着くか、辿り着かないかの差は何か。言葉では「信念がそうさせる」と言うけれども、それだけじゃないと思うんですね。苦労はあっても、それを成し遂げるのは、内なるワクワク感ではないかなと思うんです。

野中　ここはゴシック体ですね！（笑）。

意識に先行する無意識領域

宇城　私はだいたい毎朝3時には起きるんですが、33歳の時のある事がきっかけになり、それ以来、ずっと続いているんです。努力で起きているんではないんですね。自然に目が覚める。目覚ましを使ったことがないんです。

野中　わあ。私も同じです。小学校の時、5、6年になると海学校がありますでしょう。それで先生は、生徒を4時半に全員を起こして、おねしょをしないようにしていたんです。だけど「野中さんの班だけは全員野中さんが起こしている」って(笑)。私は「4時半」と言われたら、「4時20分」には必ず起きていたんです。だから目覚ましがないと起きられない人の気持ちが分からない。目覚ましを使わないために私がいるようなものなんです(笑)。

主人は目覚ましを3つくらい使ったこともある、という人でした。初めは見ていておもしろくて(笑)。鳴っても叩く、そして寝る、また鳴ったら叩いて寝る……。「ああ、こういう人類もいるんだ」って(笑)。ひどい時は目覚ましを抱きかかえて寝ていたこともある……(笑)。

宇城　しかし、それもいいですね。幸せを感じますよね(笑)。私はいったん目が覚めると、もう一度寝ようという気にならないんですね。そのまま起きる。

野中　起きて原稿を書いて、4時半になってまた眠くなって、寝ようということは?

宇城　ないですね。そのままですね。

野中　そのまま日中に突入する! だからお食事をしている時に、ときたま「かっくん」となるんですね(笑)。

宇城　なります。30代の時は車で信号待ちの時間でも一瞬寝ていましたね。今はありませんが。今あるのは飲んでいて、夜10時くらいになるとかっくんとすることがありますが（笑）。

野中　先生がお食事中に寝ていらっしゃる時、お弟子さんに「今先生に触ったらいけません！」って言われるんです。触るなら音を出しながら触ってくださいと言って。熊じゃないですか、それって（笑）。

宇城　そうですか（笑）。昔、慶応大学のラグビー部を日吉のグラウンドで教えていた頃、帰りの電車の中で居眠りをしていて、私の前を人が通るとパッと手が動くので、手が当たらないように、その時同行していた者が両手で私を塞いでいたと後になって教えてくれたですね（笑）。

また自宅の寝ている所が窓越しにちょうど月の軌道に沿っているんですね。それで夏など障子を開けたままにしておくと、月の光に身体が無意識に反応して、手がばーんって出てしまう。そういう事があるんですが、私が悪いのではなく、無意識がそうさせているんで。すみません（笑）。

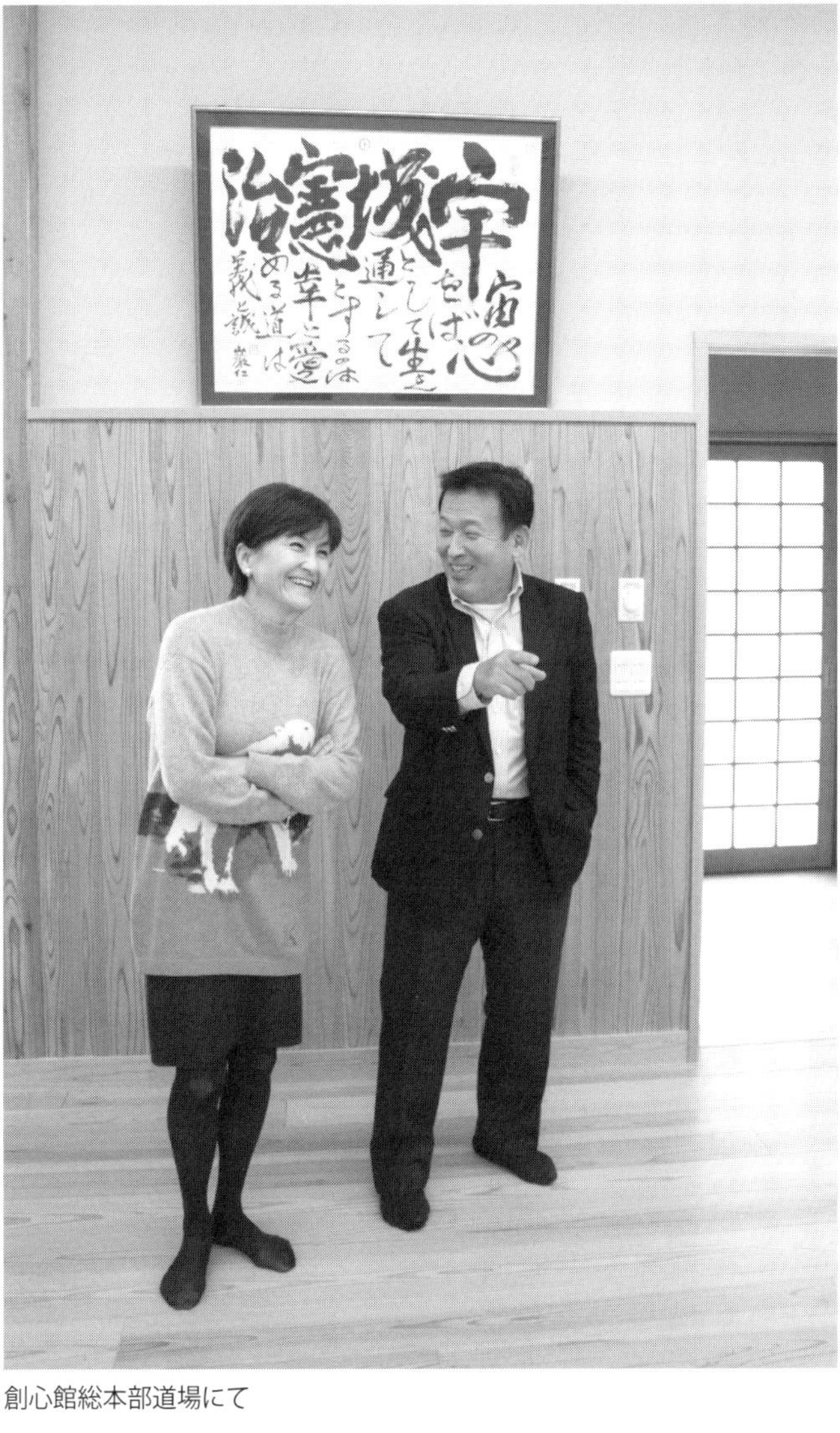

創心館総本部道場にて

野中　それを身体脳と言います！　頭脳じゃないです（笑）。

宇城　一本やられました（笑）。まさに身体脳だと思います。

野中　その状態で先生が電車で寝られた時は、お弟子さんたちは「僕たちは先生の心配ではなく、周りの人を心配しているんです」と。周りの人類に危害が及ばないように気をつけていると（笑）。

宇城　そうなんですよね。自宅のコタツなんてぼこぼこになっています（笑）。コタツで寝ている時は、赤外線のオン・オフ時の明暗に反応しているんでしょうが。起きた時に足が痛い時があるんです（笑）。しかし飲んで帰ってきてコタツにそのままパターンと寝るのはまた気持ちがいいんですね。家内からはしょっちゅう怒られていますが（笑）。

調和が生む無

野中　先生が送ってくださった柳生兵庫助《やぎゅうひょうごのすけ》の劇画で、宮本武蔵がちょろっと出てきますよね。あぜ道を歩いていると、お互いに「こやつ、ただものではない」というのがありますよね。あの状態というのは、ぴりぴり光線が出ているんでしょうか。あるいは、逆に、何にも出ていないから、びっくりしてその存在に気がつくんですか？　兵庫助が、お茶を飲んでいると、素浪人《すろうにん》が笠をかぶってまっすぐ歩いて行ってというシーン……。

宇城　その両方があると思います。それはお互いできるからこそ、フォーカスが合い、ただものではないというのが分かる。歩き方一つ見ても、そこから気配を感じ取れるからだと思いますね。

野中　びーんとくるんですか。それとも歩いている人類は見えるんだけど、そこに何もない。気配がない。何も出てない、これはおかしい……と？

宇城　ライオンが周りを気にせずに通るような感じじゃないですか。

野中　ぞぞぞぞ、という。何か大きなものの、もののけを感じる。

宇城　じゃないですかね。

野中　先生、今、象とか虎が先生を襲ってきたらどうしますか。

宇城　もちろん逃げますが、逃げ切れないと思いますね。だから最初からそういう所には近づかないようにします（笑）。しかし野生のライオンと戯《たわむ》れる人もいますから。不思議ですね。これは映画ですが、「クロコダイル・ダンディ」という映画の中の話ですが、人と動物と気が通じ合う。まさに目に見えない波動によってフォーカスを合わせているんだと思いますね。溶け込んでいる。しかし実際それはあり得ることだと思います。

野中　向こうはいつもは「俺のほうが強いぞ」なんだけど、調和されると、「あれ？」と。

宇城　そうですね。江戸時代の逸話ですが、ある時、殿様の悪い冗談で剣の達人と知っていて柳生兵庫助を虎の檻に入れて勝負させるんですね。ところが10分たっても勝負がつかないから引き分けとした。今度は禅師で弁が立つというので沢庵和尚《たくあんおしょう》をそそのかして同じ虎の檻に入れようとすると、沢庵は自ら入っていくんですね。これも10分して勝負がつかない。出てきた沢庵に「お前の極意はなんだ」と聞くと、「え、虎がいたんですか」と（笑）。

まさにこれが調和という無の境地なんでしょうね。つまり囚われない心であればこそでしょうね。現在でも成獣のライオンを抱く人がいるでしょう。我々がなぜ抱けないか、怖いからですよ。相手を怖いと思ったら入れないです。怖さをどう消すか。言葉では答えが出ない世界ですよね。

計れない重さ

野中　例えば動物園に行って実験したことはないんですか（笑）。

宇城　ありますよ（笑）。

野中　えっ、ほんとうに？（笑）

宇城　じっと目を見るんですね。そわそわするのが明らかに分かる時がある。でもいい餌がきたなと思っているかも（笑）。魚にもやったことがある。よく飲みに行く居酒屋の水槽の魚をね。

野中　魚からしたら、あれ？「な、なんだ、なんだ？今日の水は！」というような感じ？

宇城　反応する時もありますが、偶然かも知れませんね。ずっと実験しているわけではないので。しょっちゅうやっていれば、魚と通じる法則が見つかるかも知れませんがね（笑）。

野中　例えば先生が道を歩いていて、向こうから変なやつがくるぞ、という時に、先ほど先生が実演してくださったように、先生のみぞおちが落ちて、足が重たくなりましたよね。このなんというか、寝込んでしまった5、6歳の子というのは持ち上げようとしても持ち上がらないくらい重くなるというように、あの状態と、先生がすーと気を通してお支度をする時のそれと、その感じとはどこが違うのですか。

宇城　子供は意識とか無意識などという概念はないので、自然にそうなるのでしょうね。

野中　子供のほうはですね。

宇城　大人の場合は自然にはそうはならないですが、意識の無意識化ができれば、自然体でそういうことが可能ですね。自分の中で切り替えられるんですね。重たいのは死んだ人もそうなんですよ。棺桶を持ったら分かります。

野中　もしも、棺桶の中で「よし！」と起きたら、重さが変わる？

宇城　変わると思いますね。

私の先輩で泳いでいる時の魚の重さの研究をした人間がいるのですが、魚の重さというのは、はかりで計ったらいいと思うけれども、水の中で計らなければならないのですね。まず魚が入っていない水を計る。そして魚を入れてから計る。水から取り出して魚だけを計る。これは当たり前ですね。彼がテーマにしていたのは、魚が泳いでいる時重さがどう違ってくるか。それを研究していました。

飛んでいる鳥の重さはどうなのかもおもしろいテーマになるんじゃないですかね。魚は水に溶け込んでいるので。そこに今の常識にある重さは通用しないですよね。魚屋さんでのグラム何円の時には意味がありますが（笑）。

野中　おもしろいですね。

宇城　例えば、今コップに目いっぱいお湯を入れるとします。そこに角砂糖を入れます。お湯はこぼれるか、こぼれないか。こぼれないんですね。それは角砂糖がお湯に溶け込むからですね。消えるんではないんですね。角砂糖の分の重さがお湯の重さに足され重さが変わり、かつ甘くなる。

今、床に仰向けになってもらい「気でその人を大地に溶かす」とどうなるのか。急に重たくなる。実際持ち上げようとしても、先ほどまで簡単に持ち上がっていたのに持ち上がらなくなる。

またその人に乗っても痛くない。体積が同じで重たくなるという変化は、密度が増すということになるんですね。従ってその人の身が詰まっていることになって乗っても実際痛くなくなる。理屈ではないんですね。そうなるんですから。

植物というのは土から養分をもらって大きくなる。人間というのは、食べることで養分をもらっていますが、それだけではないと思っているんですね。それは植物が自然界の土からエネルギーを得るように、人間の場合も地球から何らかのエネルギーをもらっているのではないか。それが大地からの重力ではないかと考えているのです。

先ほどの大地に溶かすという実証は、重力と一体になるということでもあるんですが、重くなるという変化が起こりますね。私たちには無意識に常に重力はかかっているけど、重力と一体になっていないんですね。すなわち地に足がついていないフワフワした状態なんですね。

空気や水のように人間の手でつくることのできないもので、人間は生かされている。空気や水は死なないために絶対必要だという事は誰もが知っていますが、重力というのは、空気や水のように存在感がはっきりしません。しかし重力は、土が植物に養分を与えているのと一緒で、人間に活力のエネルギーを与えていることは確かだと思っているんですね。

それは「気」によって大地、すなわち重力に溶け込むと、体重計での重さは同じなのに、重たくなったり軽くなったりする変化ひとつを見てもそう思うし、またこの重力の影響は心がビビらなくなったり、スピードが速くなったり、筋力より強い力を発揮できたりなど、他にもいろいろな変化を身体にもたらしていることからして、そう思っているんです。これらの変化は生き方にもかかわる影響力をもたらすので、なおさらのことです。

野中　しかもそれを他人に影響を与えることができる。ということは、その人の中を変えているということですよね。

宇城　そうですね。「気」はこのように第三者に働きかけ重力に溶け込ませる不思議な力を秘めているんですね。しかもその実践は別に一人に限らずいっぺんに何十人でも何百人でも瞬間に変化させられる。従ってそこに溶け込んでいる個々を変化させているということは、人間を構成している60兆個の細胞に働きかけていると考えているんですが。実際に気で細胞が変化することも実証しています。

また、気は大阪から東京へも、海外への遠隔でもできるんですね。実際実証している事なんですが、その通りになるんですね。

野中 先生はただ「思う」だけなんですか。

宇城 そうなんです。しかしその「思う」が、頭で考える「思う」とは違うんですね。頭で思ってやるとそういう変化が起きないんですね。他にエネルギーを変える何かがあるということだと思います。

光は1秒間に地球を7周半回る。エネルギーというのは、そういう光の速さと同じようなスピードを持っている。ですから「思う」というのは、普通の人が「思う」のとはちょっと違うのかも知れません。

重力に溶け込む

野中 筑波大学名誉教授の村上和雄先生が言われる、アメリカで西海岸の人を東海岸の人が祈ることで、西海岸の人の免疫力を上げるというお話ありますね。私たちの「思う」エネルギーを、プラス・マイナス、電磁波とか、地球の磁場とか、そういうふうに考えると、どうしても「距離」というのを要素に入れなければならなくなります。あるいは、離れればある程度薄まるという感覚がある。だけど、距離を超えてそこへ届くということは、そこに物理的な距離は関係ないと言えるわけですね。

例えば地球の上に私が乗っかっている。それを地球の断面で二つに割る。スイカ割りみたいに（笑）。そうすると地球の表面にチョコンと立っている私から地球のど真ん中、中心までの距離は地球の半径ですよね。その地球の中心に対して私が「思い」を届けると、地球の中心からバウンスしてアメリカに住む母に届いたりする、みたいな感じかなと思うと凄くよく理解ができたんです。

つまり、地球の重力という力を、お魚の水と同じようにいただいているとすれば、そのバウンスみたいな感じだと、地球の表面上の円周のほうの距離感はまったく関係がないから、どこにいても地球の半径は同じだから、そういうことなのかなと、想念として。

宇城　なるほど。基本的にはエネルギーが大きいということだと思うんです。水の中で力比べをすると地上より分かりやすいので、よく合宿の時などお風呂で塾生30人くらいを相手にこの重力の不思議をやるんです。この30人くらいというのは風呂に一遍に入れる人数だからですが（笑）。
全員がお湯につかったまま、がっちりお互いの両腕を絡めて固めます。そのがっちり絡まった30人を一瞬にふぁーっと浮かすことができるんですね。浮いた状態の30人は自分ではどうすることもできずパニック状態になりますね。溺れかける状態と同じですね。実際そのままにしていると溺れるので、その状態をまた瞬時に解いてやるのですが（笑）。また指一本で軽く押すだけで全員が動き出します。それは地上でも一緒なんですが、水の中だとそれが分かりやすいですね。

野中　「先生から発する」だけなんですね。先生は反作用を受けない。

宇城　まったく受けないんですね。地上でもふぁーっとさせるのをやるのですが、水の中はもっと分かりやすいですね。地上では、体重の重さ分だけで、大地に溶け込んでいるわけではなく、重力がかかっていないんですね。従って実際はふぁーっと浮いているんです。だから簡単に10人でも50人でも動かせるんですね。もちろん投げなども自由にできるわけです。逆にふぁーっと浮かすだけでなく重くすることもできます。この変化は体重計で計っても変わらないですが。

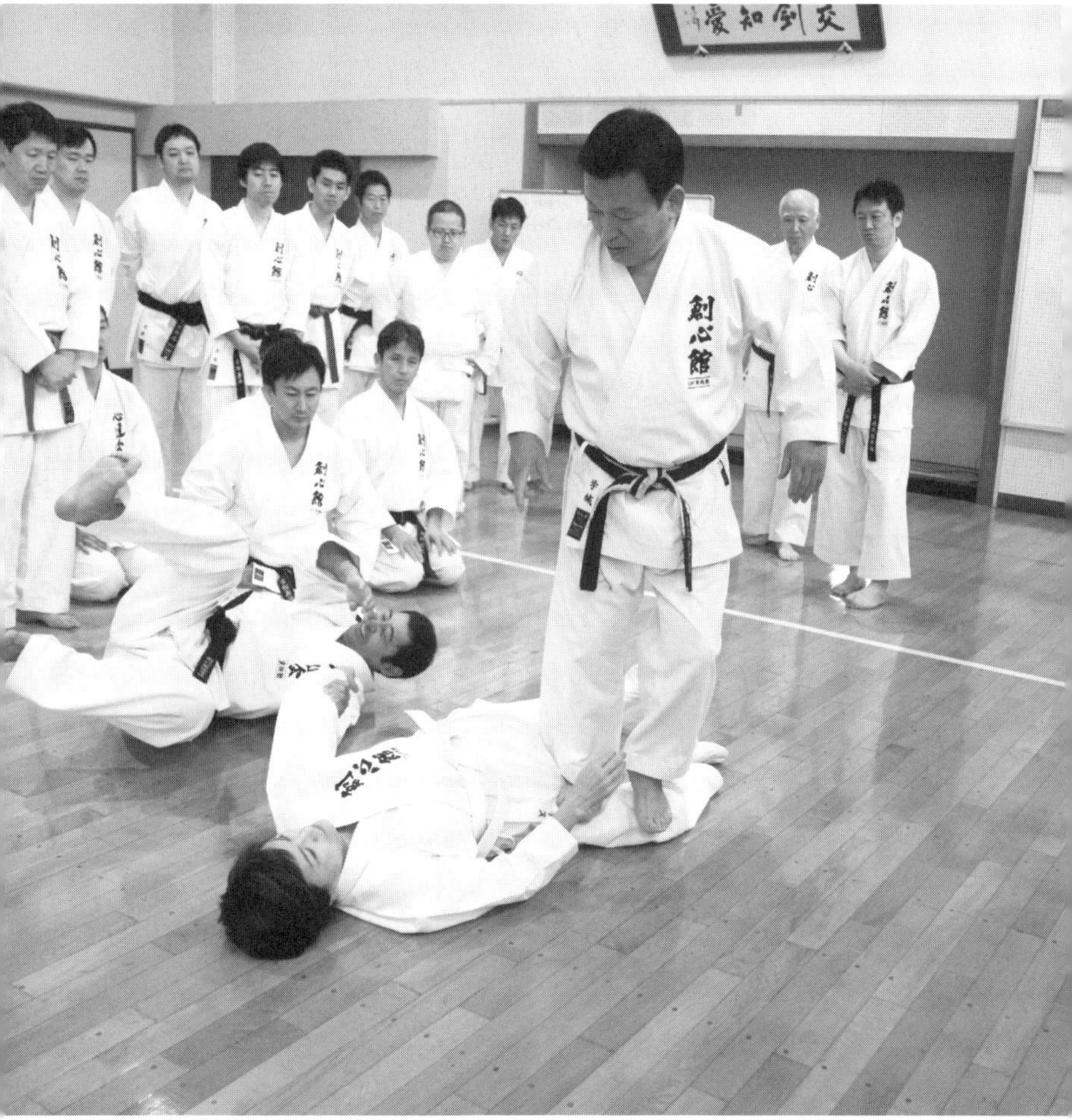

重さの変化、身体の変化などを体験する野中氏。身体に気が通されると、80kg の宇城氏に太ももに乗られても痛くない。同時に身体が強くなり、つかんでいる人を投げることができる。（東京実践塾にて）

実際やっているから言えるのですが、今の科学にはない別の法則があることを実証しているんですね。私の仮説ですが、まさに技にしても突きの威力にしても変化のスピードにしても、その要素の一つに重力が関係していることは間違いないですね。その重力の作用を可能にするのは内面のスピードにあるんです。そして内面のスピードによって生まれる「気」は「心」に大きく関係しているんですね。だから「心なし」では駄目で「心あり」が大事なんですね。

野中　先生が内面のスピードとおっしゃっていただく時に、野中の頭にぱっと浮かぶのは、心臓とか肝臓とかそれぞれお友達が皮膚の中で頑張っていて、その子たちがくるくると一生懸命走っているみたいなイメージです。先生の中で、「内面のスピードが変わる」というのは、どんな認知でいらっしゃるのでしょうか？　どこが「速く」なっているのでしょうか。

宇城　分かりやすく言いますと、鉄が磁気を浴びると鉄を構成しているそれぞれの結晶構造の磁気方向が一瞬に向きをそろえるのと同じで、人間の場合、細胞を働かせるスピードではないかと思っているんですが。つまりスピードの時系列で言うと、筋肉のスピードは1分間に1秒、その筋肉を動かす神経のスピードは１０００分の1秒、さらにその神経を動かしているのは細胞で１００万分の1秒と言われていますが、その細胞に働きかけ実際細胞が変化することで、その時系列スピードがより明確になるんですね。

「外の速さ」というのは脳の命令による、すなわち意識しての筋肉の動きや働きのことで、これに対し「内面の速さ」というのは細胞に働きかけるというものです。一般には、外の速さは目で見ることができるのですが、内面の速さ、すなわち「内面のスピード」は目に見ることはできず、そのスピードは「外のスピード」と比べて桁が違うんですね。つまり内面のスピードと外面のスピードとではその質、メカニズムがまったく違うということなんです。具体的に体のどこがどう動いているというのではなく、細胞が一体となって連鎖する働きです。

普通は何かやろうとする時、外面のスピードになり、部分体の動きになるんですね。それに対して内面のスピードだと全体の動きになり、かつそれは銅線に電流が流れるとその周りに目に見えない磁界ができるのと同じで、周りの時空にも変化を与えている。まさに「気」だと思います。それが実証から分かりますね。その瞬間、内面がぽっと熱くなる感じがありますね。

野中　身体ではなくて、先生の存在そのものの速さ。

宇城　そういう感じですかね。例えば心臓の動きは自分の意識では変えられないですよね。しかし運動したら速くなりますね。心臓の鼓動を速くするのに、自分の意識ではできないですが、走るのにはエネルギーを使う。そのためのエネルギー源である血液を送ることで心臓が速くなる。一方ときめきによっても心臓が速くなるメカニズムがある。運動で速くなるそれとは明らかに異なる。そういう命令系、指示系のメカニズムがあるんだと思うんです。

統一体と部分体

宇城　今、分かりやすい実例を具体的に説明しますね。テーブルに手の平を置いてください。これを私が上から力で押さえますから、手を引いてみてください。引けますでしょう。しかし今度はどうですか。私の手は上から軽く触れている程度なのに、野中さんの手の平はテーブルにくっついた感じになり引けないですね。逆に下の机のほうが動いてしまう。明らかに力の性質が違うことが分かりますね。まさにこの現象は細胞に働きかけている一つの例で、これも私の言う「スピード」なんです。

野中　はい。下にくっついてます。

宇城　もっと気をかけると、さらにくっつく。実際、気を通されてテーブルに手がくっつくと、第三者に手を引っ張られても引っ張られなくなる。

野中　かちんとして引っ張られなくなる。

宇城　その時に、頭で他のことを考えてみてください。すると、とたんにくっつく感覚が消えたでしょう。脳が働くと気が抜けて筋肉が固くなる。気を通すと手の平が柔らかくなり、かつテーブルと一体となって強くなり、しかも力をまったく必要としないのに強くなる。どうですか。まさに気が細胞に働きかけている一例ですね。

野中　今この私の手に、何が入ったんですか？

宇城　手に何かが入ったというより身体に気が通って一つになったということです。気は最も速い時間を持った細胞に働きかけるからです。例えば、これが一番分かりやすいかも知れません。今、片方の手を相手につかませ、相手を倒そうとしても動きませんね。今度は、野中さんのもう一方の手に気を通して机に手の平がくっついた状態にしますね。すると先ほどつかまれて動かせなかった相手を簡単に倒せるでしょう。

野中　はい、投げることができました。

宇城　でも「投げよう」という意識が働いて力を入れると、もう一方の手の平は机から離れかつ今度は投げることができなくなるでしょう。

野中　はい。できません。

宇城　つまり、「倒そう」とする意識によって身体が部分体構造になり、「死に体《したい》」になるからなんですね。すなわち「対立の力」になってしまう。だから片方の手は無視されて弱くなる。意識せずにそのままいけばいい。自分で「なんでかな?」と考えると、その「何か」で消えてしまうんですね。この事からも、気によって片方の手だけでなく、もう一方の手も変化している。一方は机にくっつく、もう一方は相手を倒すという、常識ではあり得ないことが起きる。まさに気のエネルギーが細胞に働きかけ起こる変化だと言えますね。

　この実証を別の形でやってみますね。今、手の皮膚だけをつまみます。痛くないですね。この状態は気が通っていない状態です。今度はどうですか。気を入れると急に痛くなりましたね。この時、その逆の手で相手を投げることができます。先ほどの手の平を机にくっつけるのと同じですね。

野中　これは痛さの問題ではなくて、先生がやってくださっているから？

宇城　気によって細胞が活性化されるからなんですね。この痛くするのは、自分ではできないんですね。手の皮膚だけつまんでも普通には痛くないんですね。いくら痛い痛いと暗示をかけても駄目なんですね。これは誰がやっても同じです。痛さがないというのはつまりつかまれている手が部分体の「死《し》に体《たい》」になっているわけです。

　気というのは、その逆で、統一体にすることで細胞が活性化する。そのことによって痛さを感じる身体となり、もう一方の手で、その手をつかんでいる相手を投げることができるんです。つまり身体がちゃんと「生きている」状態です。しかし、力でやろうとすると、とたんに身体は「枯れ枝」状態になって、投げることができなくなってしまうんです。

つまり頭でのスピードでは部分の筋肉は動かせても、細胞に働きかけるにはあまりにも遅すぎるんです。つまり「何かをしよう」と思った時は、すでに遅いんです。それは「居つき」という固まっている状態なんですね。空手の稽古でも常に言っているのが「一に目、二に姿勢、三に瞬発力」なんですが、瞬発の練習をして瞬発は出てこない。目と姿勢ができて初めて出てくるんですね。目というのも、ただ見ている「見《けん》の目」では駄目で、「観《かん》の目」でなければなりません。「目は心の窓」とも言いますが、観の目で入られると逃げられなくなる。目すなわち心と姿勢が一致することでフォーカスが合うんですね。

野中　だから先生は、腕相撲でも、手を握る必要がない。目でできる（笑）。

気とは

宇城　そうですね。音楽にもフォーカスが合う曲がある。つまり波動ですね。時々お遊びで空手の稽古の時、皆に音楽を聞かせながら技をかけあってみるんですが、右からの投げにだけ反応したり、逆に左側に反応したり、あるいは下に落とすなどに反応したりする曲がありますね。

野中　つまり、その曲を聴きながらやると、ある曲は右投げがおもしろいように決まるけれど、左側には別に反応しない。ある曲は左投げがスムースに決まるが、逆はきかない、ということですか。

宇城　おもしろいですよ。それらに反応する曲をかけると皆の技がその通りの反応をしてかかるんです。でも、そういう音楽の波動の中にあって「技をかけよう」という意識が働くとかからなくなってしまう。自己中心すなわち、自己をその流れから閉じてしまって曲の波動が醸《かも》し出している時空から孤立するからなんですね。

野中　先生は耳でその曲を聴くだけで、左向きによいだろう、いや、これは下投げだ、というふうに分かってしまう？

宇城　はい。しかし気はこの曲の波動も打ち消して技をかけられなくすることができるんですね。その事は気は音楽の波動の上にあるということですね。つまり気は音楽の波動をも包み込むということですね。

野中　音楽は周波数ですよね。周波数ということは、つまり鼓膜の振動によって聴覚の反応するところと、技がかかるというところがシンクロするのでしょうか。宇宙の渦巻きとのシンクロですか。

エネルギーというと、どうしても私はプラス・マイナスのイメージがあるんですが、「宇宙は、音楽と幾何学と数学」でできているというアインシュタインの言葉が残っているんです。ラッタララー、というのは、周波数で空気を揺らしていく。ブラックホール、すべての遺伝子、細胞もみな分割していくと分子になって……動き続けている。絶対に止まっているものはない。中性子と素粒子も動いているから、その動き方は、ランダムでありながら、ブラックホールと同じだと分かってきた……。つまり宇宙の構成物として動きを伝えている周波数とぴたっと合う、というのが先生のエネルギーになるのか。細胞膜の中の二重らせんの、周波数の何かに同調する何かがあるのかと……。

宇城　そうですね。確かに理論はそうかも知れませんね。人間の場合の鑑賞の範囲は20ヘルツから20キロヘルツと言われていますが、実際は20ヘルツより低いものや、逆に20キロヘルツより高い領域は身体、つまり細胞で受け止めていることは分かっています。

コウモリなどは超音波域に反応しているが、人間の耳では聞こえない。いずれにしろ理論でいくら言っても、じゃあ、その理論通りやってみたらと言う時に「できるかどうか」ですよね。特に生きている生命体の扱いにおいては、科学はどれだけ権威、肩書があろうと常に謙虚でないといけないと思いますね。私が行なっている実証事例は今の常識や科学ではまだ「解明できていない」のが現実ですからね。

野中　昔は飛べたのに、飛べなくなったという感じで言えば、昔の人たちが、テレパシーでコミュニケーションをとることができていたのに、それを失ってしまっているという意味は何かと。

宇城　そこなんです。科学はある方向から見ると非常に進歩していると言えるかも知れませんが、人間を分析対象ではなく、生きている生命体として捉えなければならないという観点に立てば、今の科学のあり方そのものを考え直す必要がある。

私の実証事例や、世によくある奇跡としか言えない現象を科学では説明つかないからと「奇跡」として片付けていること自体、非科学的な考えとも言えるんじゃないでしょうかね。そういう点からすると、科学は科学によって逆に後退しているとも言えます。

実はこの後退している面のほうに重要だと考えられる事柄が多く存在していると考えているんですね。

本来、宇宙は一体であるはずなのに、今の科学はあまりに分析していった結果、部分はよく見えてきましたが、肝心な全体が見えなくなってしまっていると思うんですね。部分をいくら統合しても全体にはならないことを常に念頭に置いておく必要がある。何故なら最初から一つなんですからね。その事を「気」によるいろいろな実証事実は教えてくれているし、一方で今の科学のあり方がどうあるべきかを問いかけているとも言えます。今の科学にヒントを与えていると言ってもよい。つまり、本質に向かうあり方とは、Ｈｏｗではなく、Ｗｈｙにあるということに気づかせてくれているんですね。

野中　それが先生のおっしゃる「どうして」ではなく「なぜ」という意味なのですね。ようやく分かりました。

宇城　今、野中さんが私のいろいろな実証事実に対して投げかけているのは、常識からの「除去法」というところですかね。それが私にとってはもの凄くありがたいのです。こうやったら矛盾がある。ではこうだったらまた矛盾がある。そうやって一つひとつ除去していく。人が上に乗ったら痛いはずなのに、なぜ痛くないのか。常識では矛盾が出る。水の中で押し合いしても作用反作用がない。じゃあ無重力だったらどうなのか、というように。そうすると無重力でやっても同じじゃないか。水の中と状況が似ているので、どうなるのか。……というように今ある常識からの除去法によって未知の課題が明確に見えてくる。おもしろいですよね。

無重力と言うと空気がないように感じるけど、空気がないと死にますし、水でもスピードが出てくると鉄でも切断することができる。一つの見方にこだわってはならないですね。それと空気も動かすことができる。

野中　その「空気を動かす」という時の先生の言葉は、「気を入れるよ」というのとまったく同じことですか？

宇城　そうですね。気を入れることによって、時空に変化が起きるのです。そのことによって時空の温度差であったり、密度の差であったり、気圧の差であったり、その差によっても空気は動きますよね。

例えば、空手の突きの場合、突きは目標部位への直接打撃ですが、気の通った統一体での突きは、打つ寸前、そこに特別な空間が出てくるんです。

例えば相手に突きを入れる時、腹に分厚いスポンジか何かを置いておくと、通常だったら、それが衝撃を吸収するガードとなって相手への打撃は弱くなるんですね。しかし統一体の場合は、ガードがあってもなくても同じ。打撃がそのまま突き抜けていくんですね。

シアトル空手セミナーのホームパーティで、スポンジではなく簡単な鉄板を腹にくっつけ、その後ろに３人をがっちり組ませておいて、その上から突くという検証をやったのですが、弟子が思いっきり拳で鉄板を突き、その痛さに悲鳴を上げていましたね。肝心な相手はまったくダメージなしでしたが（笑）。私の場合は鉄板を持っている人はもちろん、後ろのほうほどぶっとぶんです。それは打撃が鉄板を貫通しているからで、拳にはダメージもこないいんですね。まさに「対立・衝突」の突きと「調和・融合」の突きの違いなんですね。

小なる宇宙

野中　うーん。対立と調和、衝突と融合……。少し空手からは離れますが、対立していると「解」が出てこないということは、よく先生がおっしゃることですよね。例えば夫婦でも、意見の異なる一点に話を集中して討論している時は、「もう出口なし！」になるけれども、今日何食べる？みたいな中で歩み寄ってみると、思いがけず幸せへの解が見えてくる、みたいな。そういう人間の本来あるところに気づけば、という先生のメッセージ。宇宙の話をしても、宇宙がなかったら地球はない。そういう本来あるものの話。私たちはすぐにえらそうに唯物論的思想とか、解決法とか、正反合とか言い出すけれど、先生は勝負に勝つよりももっといい生き方があるということを言ってくださる。実は、パワーというものも、そこに宿るのだ、と。

宇城　そうなんですね。つまりは「どの範囲、スケールでものを見るか」ということだと思いますね。ここの前提がそろっていないと話はかみあわない。大前提として宇宙の存在は無視できない。でも、宇宙の存在を出して話をするとスケールが大き過ぎて、かえって分かりにくくなるので、やはり前提条件をつけて実証していく。この前提を無視して、すなわち謙虚さを持たずにその部分だけを分析しようとするアプローチでは、かえって真理の追究の足を引っ張ってしまう面もあるのではないでしょうか。

とても大きなスケールの中にある、ある限定された範囲ということが分かっているのと、そうでないのとでは話がずれてきますね。損得だけの話であれば、自分の世界観でできますが、真実とか真理とか、本質とかを求める時にはそれでは困りますよね。まさに科学者や政治家などはもっと謙虚になって考えることだと思いますね。大自然の前では人間は思い上がりを捨て、素直になることだと思いますね。

宇宙というのはもの凄く大きいというのは誰が見ても分かります。しかし、実は身近な所にもたくさんの宇宙を見ることができる。内なる小宇宙ですね。外の宇宙と同じくらい大きい。深くて広くて高くて、それはまさしく自分次第で無限の広がりを見せる世界とも言えます。そういう方向へ向かっている時のスピードは速い。その証拠にワクワクする。そうするとものの見方、考え方も変化していく。

それと、言葉と実践の間にも大きなギャップがあることに気づいたほうがいい。「努力」という言葉は特にそうですね。見方を変えると「努力」というのは、考え方、見方によっては支配者側に有利な言葉でもあるんです。「君、努力しているから出世するよ」と言われると受け手側にしたら気分いい言葉ですよね。だから努力する。しかし言葉は言葉であって、実力が伴わなければ、ただ甘い言葉に乗せられ利用されたことにもなりますね。大事なのは、自分からやる努力で、ここにこそ意味がある。努力にも裏と表があるんです。

野中　ある意味、「ゆだねる」ということで力が抜けますよね。それは流される力であるのか。流されまいとすると逆に流されますが、今度「流される力」をつけようとすると、また自意識がムクムク頭をもたげて孤立する……のでしょうか。

宇城　一言でいえば、自然体が大切ということになると思いますが、自分を信じる力としての「自信」を伴ったスケールこそが「他尊」につながり、ゆだねるという調和も生まれてくるんではないでしょうかね。

時間軸の中に存在する「先《せん》を取る」にも通じますね。主体はここにある。主体はここに置いておいてもっと先へワープするとそこにある見えないものを感じることができる。だから、準備できやすいし、迷いがなくなる。ついつい我々は止まっている今の中にいるか、もしくは後ろに主体がいっている。だから過去の情報に頼る。先を行けば、過去の情報は織り込み済みになるんですね。

身体に秘められたスピード

野中　未来の流れを自身のエネルギーでカタチに創っていく、というその感覚は凄くよく分かります。生番組などでは必要なチカラかも知れません。

だいたい何がこの先に起こるのかが見えますね。自分の中でそれが見えてしまう。その感じは、先生は相手と相対した時に、すっと見えるのですか。

宇城　はい。だから自然と決断も早くなるのです。電車でお年寄りに席をゆずる、どうしようかな、では遅い。すでにゆずっている自分、その差ですね。一応私も優先席に座れる年ではありますが（笑）。

野中　まあ（笑）。気づいたら立ってゆずっている自分でなければならないと。

宇城　そうです。ゴミを拾う、も同じですよね。頭で考えて動いているか、体で動いているかの違い。一体で動く時は、つまり行動が心をつくっているんですね。究極、心がスピードを生み出す根源なんですね。そのスピードの先に「気」はあるんですね。

野中　頭から指令を出して意識をして動くのではなくて、自ら体を動かしてすっといく、というそのスピード感ですね。

宇城　そうです。大きいケーキと小さいケーキが二つありました。二人で分け合う、どうしたらいいでしょう？

野中　半分ずつにする？

宇城　まさに平等ですね。スピードを上げるには、大きいケーキをぱっと取って相手に渡すんです。そうすると、相手に「ありがとう」と言われる。この「ありがとう」は小さいほうに付加されたお金では買えない幸福感ですよね。

野中　おしゃれ！

宇城　そういうスピード感です。しかし、大人だと、大きいケーキのほうがいいけど、なんかよくばりみたいだから、どうしようと迷う（笑）。

野中　私は二つのケーキをそれぞれ二つに切って、両方とも食べようという（笑）。

宇城　ケーキの種類が違っていれば、そのほうが両方味わえていいですよね（笑）。スピードの速さというのは子供には、即映るんです。親が大きいケーキをぱっと取って人に渡していたら、それを見ていた子供もそうなるんですね。スピードの速さとかエネルギーというのは、「愛」の変化した姿かも知れないと思う時が多々ありますね。まさに江戸時代の剣の頂点にある無刀流の極意などがそうですね。

これは創心館空手における型を学ぶ姿勢として常に言っている言葉ですが、「型には愛がある。愛とは守ること。守るとは逃げないこと。逃げないとは恐れないこと」。まさに、それを実践させる「型」こそが真実であり、不変・普遍の型として継承していくものだと思っています。エントロピー増大の法則の中では全てが秩序から無秩序に向かっています。そういう時間の矢の中で秩序を保つ方法を身につけていることは重要な事であると言えます。

野中　環境の動物ですものね、人間は。愛されて育った子猫じゃないと、子猫を生んだ時に自分の子供のおしりをなめてあげられないそうです。皆それは生まれつきインプットされているものだと思っていたんだけれど、そうではなくて、生まれた時から、つつかれたりこづかれたりして育った猫が親猫になると、子供のことが愛せない猫になるそうです。

人間も同じ。例えば学校や、あるいは企業や役所でも同じ。訪ねてみると、そこにある集団生活の気の流れ、そこにある周波数が気持ちがいいところは、どこを見ても気持ちがいいですよね。

内面のスピードというのは、何かの動きだと思っていました。まったくレベル、スケールは違いますが、私の経験でも、例えば全然準備ができていない時に生放送しなくてはいけない時、すっと自分を抜くという感覚がある。抜けば抜くほど何でもうまく流れるし、流される力もある。それを人は「慣れ」だとか「場数を踏む」と言いますが、ある意味、型というのは「ばかず」ですよね。そんな目にはあいたくはないけれど、いくつか修羅場をくぐることでさらにできてくる。自分を信じることができる自分、とでも言うのでしょうか。

番組が始まる前に「ああ、もう完璧」とかいう時は、かえっていい番組じゃなくなるんですね。ライブ感がないというか。自分が楽しんでいない。ワクワクもない。予定調和のようにできちゃったら、番組はおもしろくできあがらない。

本番1分前に入るとスタジオでは絶対話をしてはいけなくなる。その1分間だけは、それまでどんなにバタバタしていても、すーと全部自分を落とすんです。それが、さっき先生がやってみせてくださった、すーとみぞおちに落ちる、足が重たくなる、あの感覚に似てるのかなって思うんです。あの現場の状態を心に描きながら型をやればいいんですね。

宇城　そうです。しかしさすがですね。第一線で真剣勝負の場を数多く経験されているだけに。まさにそういうことだと思います。

塾生にパイロットの人間がいるのですが、10人くらいの列を押すことをやっていた時になかなかできないので、操縦している時の感覚でやってごらんと言うと、できたんですね。その感覚はジェット機の時速800キロくらいのスピード感覚になっているからなんです。そのスピードの速さが他との差を生み、スピードの持つエネルギーが周りを飲み込んでしまうんですね。だから押せる。

野中　力んでもしょうがないということでもある。

変化を加速させるエネルギー

宇城　机の片方を持ち上げてみてください。重たいですね。しかし気を通すと軽くなって持ち上げられますね。逆に重くすると……持ち上がらない。今の常識では考えられない事ですが、このように気は実在の物を重くしたり軽くしたり、自由にできるんです。

野中　重くなっている時、私が変わっているんですか。何が変わっているのですか。

宇城　机に重力が加わっているんですが、同時に周りの時空も変化し、その調整で軽くしたり重くしたりする。つまりその中に全てが溶け込んでいるという感じですかね。

野中　私たちが先生の「気を入れるよぉ」の声で、できなかったことが突然できたりするのは、私の中の細胞が変わると思っていたのですが、例えば私に気をかけて別の人には気をかけない、というのも先生の意志でおできになる。でも先生の意志に反応するのは、周りじゃなくて私たち自身だから、やはり私たちの中の変化もある……。

宇城　もちろんその変化もありますが、それだけでは説明できない事もたくさんあるので。

野中　先生が重さの話をしてくださった時に、思ったのは、それは重力のみならず波動という捉え方もできる？

宇城　そうですね。溶け込むということ、すなわち共振ですね。しかしそれもエネルギー転換なんです。コップに一杯の水を入れる。そこに水のかわりにお湯を入れたらどうなるか。重さは同じかどうか。お湯のほうが重たいんですね。お湯にした分のエネルギーがそこに入っているからです。しかしその差が微妙すぎて測定する機器がないだけで。

野中　容量のＣＣの数値は同じでも。

宇城　そうなんです。お湯にするエネルギーが溶け込んでいるんです。まさに気というエネルギーを送り込むと、重たくなるのと同じなんです。逆に軽くすることもできますが、要するにエネルギーの転換の度合いですが。暗示じゃないかと言う人がいるんですが、暗示では不可能なんですね。暗示でもいいからやってみれば、できないという事が分かります。眠たくなるとか立ち上がれないというのは、暗示でもあり得ると思いますが、１対５の腕相撲とか30人を押すなどの実証は暗示では絶対に無理ですね。

例えば、気を送り込むと、ブリッジしている人の腹に人が乗ってもどうもなくなるんですよ。打っても乗っても痛くない。つまり細胞が一瞬にして変化しているということですね。その変化のエネルギーはどこからきているのか、それをいろいろな形で実証しているところです。その理屈はいずれ分かるかも知れませんが。今のところ、いろいろな物理、量子論、脳科学など調べても明らかにできない。

野中　科学は宇宙の存在についても20パーセントしか分かっていないんですからね（笑）。だから科学がいかに稚拙《ちせつ》でまだヨチヨチ歩きであるということの証明でもあります。

先生はそのための勉強をされているわけでもないのに、整体に行っても治らないような腰痛の人を治したり、歩けない人を歩けるようにしたりされていますね。そういう治癒するということがどういうことかというと、それは「あるべきところに戻るということ」ですか。

宇城　そうです、そうです。

野中　整体師ができなくて先生ができることは何かというと、例えば脱臼であれば、ぶらーんとなっているのを治すのに、整体師や整形外科の方たちは、まず勉強した図があって、その構造ではここがゆるんでいるから、こうするというように、「お手本」に向かってやっていく。先生の場合は、まず触ってそこに流れているのを感じて、それが滞っているのが手で触るだけで、エネルギーとして分かるのだと。

宇城　その通りです。分析が凄いですね。つまり気が滞っていると身体はぎこちなくなるんですね。極端な場合は動かせないんですね。それを無理やりにやろうとすれば痛みを伴う。医者から絶対治らないというような事例の人を何十人も治してきた経緯からすると、普通の医学では「脳と神経と筋肉」の段階での話であって、もっとその先にある「細胞」段階での話になっていませんね。私の場合は全て細胞に働きかけるという方法なんですね。

手を机に置き、上から押さえられると手を上げられないですね。でも気でなくても身体感覚で捉えれば上げることができる一ヵ所があるんです。すると簡単に上がる。それを外すと上がらない。気を通すともっと簡単にできる。身体に気が通るか通らないかでこういうことが起きる。

野中　例えば押さえる側と押さえられる側両方の二人に同時に気をかけたら、力が強いほうが勝つんですか。

宇城　常識の力でやろうとする場合は強いほうが勝ちますね。しかし気が通った状態は逆で、力があるほうが負けますね。すなわち勝とうとすると頭の命令になるので、身体が居つくからです。

野中　我欲よりものの道理が優先する、と。

宇城　そうです。例えば卑怯なことをすると負ける。卑怯は心に作用し衝突を生むんですね。衝突するかしないかで全然違ってくる。テーブルに置いた手を上から押さえられても調和させると引くことができる。力で引こうとすると引けない。引くというのは頭の命令になり、力にベクトルが出てくる。心でやると調和して、ほんわかして、あれ、という感じがして力が入らない。押さえてないから、だから引けない。

野中　先生と一緒になっちゃったからですか。

宇城　そうです、一体になる。タコなど擬態で形も色も、ものの見事に瞬時に変わりますね。細胞のなす現象ですよね。動物の場合は、本能的に身を守るためのそういう仕組みが最初から備わっているということのいい例ですね。人間は大脳皮質による知識が加わったことによって、本能的な仕組みにブレーキをかけているんだと思います。

野中　忍者の術なども、そういう細胞の変化なんでしょうか。壁に……。

宇城　同化ですね。気配を消しているんですね。気配を消すから相手に悟られない。

野中　先ほど話があった、沢庵禅師が虎の檻に入っても、虎がいたんですかと言ったというお話に通じるわけですね。

心の扉を開く

野中　送っていただいた柳生兵庫助の劇画の中で、ある老人に「火吹きを取ってくれ」と頼まれて兵庫助が立って取ろうとして、そこで動けなくなるシーンがありました。その老人は、「おぬしは人の殺気は読めてもわしの観受の気を読めなんだ」とか言ってましたね。

宇城　そうです。

老　子（あの棚の上の火吹き竹を取ってくれぬか。ホダ火が弱くなった）「そなたは今、火吹き竹を取ろうとして、しばしためろうた。なぜじゃの？」

兵庫助（火吹き竹を取ろうとするが、なぜか手を上げる気にならなかった）「なぜでしょう。動かぬことが心地よかったのです」

老　子「それは儂《わし》がそなたの動きを止めたからじゃ」「そなたは人の殺気を読むことができても、観受の気を読めなんだ」

（参考資料『柳生兵庫助』とみ新蔵　原作・津本陽　リイド社刊）

野中　そのレベルでコミュニケーションできるように身体を稽古で開いていく、ということですね。

宇城　そうです。まさに「気」の用法そのものなんですが、現在の武道やスポーツからすると比較にならないほど次元が高いんですね。心が閉じていると気を受け取ることができないんです。しかし心は開いているのに、頭の回転が速すぎると脳の観受になる。身体の感受はそれよりも速い。そこが分かったら見方が変わると思います。

「気」を目に見える形に

野中　先生は、「気」ということについて、いつ頃から自身で自己認識をされたのでしょうか。

宇城　いつ頃というようなな具体的なことは言えないのですが、例えば、会社で電話がかかってきた時に、誰からどんな要件でかけてきたのか、というのが、電話を取る前に分かってしまう、ということはよくありました。先を読むというのでしょうか。それは、仕事の流れの中で、誰がどの時期にどんな要件で問い合わせなりをしてくるだろうという状況が先に見えていたということがあったと思います。

そういったことが積み重なっていく中で、会った瞬間にその人がどんな人かとか、何を言わんとしているかが、言葉に出さなくても分かってしまうようになっていき、そういう目に見えないものを感じることが、気を認識していく土台にもなっていたのではないかと思います。

「気」というのは、時間を限りなくゼロに近づけていく過程で培われてくるものだと思っています。それは身体の構成や思考が時系列で成り立っていて、もっとも速い時間を持っているのが細胞で100万分の1秒、すなわち0・000001秒です。この細胞を変化させることができるようになってから、特に気のエネルギーを完全に意識するようになりましたね。

問題はそこに辿り着くまでのプロセスですが、それには繰り返しがきき、かつ確実に進歩・変化をうながすものが必要で、なかでも形骸化されていない伝統の型はその一つですね。今日「これだ」と思っても、また「これだ」という気づきがある。それを続けていると、今の気づきの「これだ」は「これだ」でない日がくると分かるようになる。すなわち終着点がない気づきの連続だという事に気づく。すなわち無駄が徹底して剥《は》ぎ取られていく感じですね。

まさに広がりながら中心に向かう。中心に向かう程、密度は濃くなり、時間のスピード、すなわちスピードの中の時間が限りなくゼロに近づく感覚ですね。すなわち密度が濃くなるというのは、強い重力で成り立つ太陽系の太陽のようなあり方のような感覚ですかね。このように今の常識にない不可能と思われるようないろいろな事を可能にする中で認識していったと言ったらよいでしょうか。そういうエネルギーを表現するのに、「気」という総称が一番いいかなと思い、これを使っているのです。そのエネルギーをどう表現していくか、ずっと研究してきたんですね。

私は長年エレクトロニクス関係の技術をやってきましたが、技術の世界では、「なぜそうなるか」の裏付けの理論と検証データは絶対なんですね。問題があれば必然的に徹底してその原因を調べなければならない。そしてあらゆる角度から調べた上で、「これだったら」という収束点を見つけることができる。

しかし「気」のように目に見えない世界は、まさに目に見えないだけに、目に見える形にしなければならないということです。もう一つ大事なことは、「気」という未知の世界に対して、聞き手側というのは、自分の知識で聞いてくるという事。とくに科学者ほどその傾向が強いんですね。既存の知識にはないはずなのに、既存の知識で理解し納得しようとする。これは科学者の知識による錯覚からくるものだと思うのですが、そこに対しては実証事実で聞き手側の矛盾を正していくしかない。

ですから私は、「気」によって起こる事象を目に見える形にしたのです。つまり実証先にありきです。そしてそれに仮説をつけました。仮説も「想定して」というところから出ているのではなく、実証先にありきなので、「絶対仮説」と位置付けています。
量子論やアインシュタインの考えは非常に参考になりますが、身近な身体宇宙として、その理論が実証できているのではと思う所があります。今、大切なことは、「どうやってそうなるか」という理屈ではなく、実践で証明ができているところから研究していくあり方だと考えているんですね。

野中　稚拙な私としては「あり得ない！」「変だよ」というような「疑う」気持ちなどではなく、単にそれを理解する「ひきだし」がないので『なぜ』だ？　と問う姿なのだと思うのです。知りたい、理解したいと。丁度、ニュートンやフレミングのように、まったくレベルも何も異なりますが、起こっている現象についての「解」は、既存の辞書にはないので、七転八倒しながら新しい「言葉」や「法則」を定義として編んで時代を拓いていく……。先生は、その両方の役をミッションとして担っていらっしゃるのだと思います。

第五章　宇城憲治の考える教育

「気づく、気づかせる」教育

宇城　教育の語源である「エデュケーション」は引き出すこと、引き出すとは潜在能力を引き出すことですが、まさに教育の本質はこれですよね。ところが今の日本の教育は「ティーチング＝教え込む」になっている。教え込むというのは受け手側が言われた通りにするという一方通行で、自分で考える力を封じ込めてしまう。教え込んだものは脳の中に赤いピンポン玉、黄色いピンポン玉というように断片的な知識を入れ込んでいくようなもので、取り入れたものの、融合が起こりにくいので、取り出す時もバラバラに取り出すことになる。そうではなくて、液体的な吸収方法であれば、脳の中に入ってきたものは脳の中で全部溶け込んで全体として生きてくるので、引き出す時は融合された形になっている。これでなくてはならない。

野中　液体的な……なるほど。浸み込み方から考えると、小さい頃の、例えば、子供の持って生まれた皮膚感覚はまさにそのことではないかと。全てを素直にまっすぐ受け取って吸収していきますよね。

宇城　そうです。理屈や知識に置き換えないことです。

野中　子供たちを地域で育てることを考える時に、集団生活、保育園あるいは幼稚園でもいいのですが、幼児期の教育については、どんなふうに考えていらっしゃいますか。例えば生活そのものから共有する寄宿舎があったほうがいいか、とか。

宇城　小さいうちはまずは親と子の関係でつくり上げていくのが基本だと思います。その後、自然の中で育つというのは何よりの学びですから、今の環境がよくない場合は、自然の中にある寄宿舎はいいと思いますね。しかし本人の自主性も考慮してですが、できれば中学生になってからがいいんじゃないですかね。

今、私は空手師弟親子塾ということに取り組んでいるのですが、それは空手を通して潜在能力を引き出しその可能性に気づかせるというものです。子供には元々潜在能力が備わっているのにそれを邪魔しているのが大人なんですね。それで親と子で学ぶ師弟塾としているのですが、どちらが師になるかは分からないんですね。親が子から学んだり、家に帰れば子が親に学ぶというように、親と子でありながら互いが師匠と弟子でもある。

自然から隔離された動物園の動物が、子育てを忘れるというじゃないですか。それと同じになってはならないんです。生まれてきた瞬間は今も昔も同じはずですが、それからの環境と時代背景によって大きく影響され変わっていく。3歳までは覚えていないはずなのに、「三つ子の魂、百まで」という諺《ことわざ》がありますが、まさにそれは、目に見えない時空環境の中に、それから生きていく上での大事な要素が築き上げられているということを教えているんですね。そう考えると、すでに子育ての前に、親のあり方、生き方が重要になってくるということです。

今、気づかなければならないことは、健常者が病気になっているということです。すなわち、常識というマインドコントロールによる病気と、もう一つは自分以外のことには一切無関心という、ある意味の自閉症という病気です。だから自らそのことに気づいて病気を治さなくてはいけない。

常識のマインドコントロールとは、例えばスポーツなどで力をつけるためには筋力トレーニングをする、などもその一つです。そういう常識下において、5歳の子に気が通ると、大人5人を相手の腕相撲で見事倒せるんですね。大人がやってもびくともしないのに。

そこに理屈はまったく要らないんですね。しかし大人はその瞬間は皆感動しますが、また今の常識に戻って筋トレを優先させてしまうんですね。

　一方体験した幼児のほうは、その後明らかな変化をしていきます。それは力ではない何かがあるのだ、ということに気づくからです。その気づきが大事なのです。そして無意識にこの気づきのセンサーとそれを生かそうとする脳回路ができることによって、その後に変化が起こるということです。そしてそれは他の事にも発展し影響していき、自分で考え行動するようになるのです。

　それは、言葉で教えるのとは大違いで、子供にとっての大きな一歩となると思っているんですね。そういう体験をたくさんさせると、当然の事ながら、実際変わっていくし、生き生きしてきますよね。「生き生きすること」、大事なのは、これなんです。

躾や型に見る事理一致

野中　先生のやってくださる検証で、きちんと正座をする、きちんと礼をする。すると瞬時に身体は強くなる、というものがありますが、これについて伺いたいのですが。

日本では社会言語として、相手に対して礼をつくすというのを姿形として表わす行為におじぎという礼がある。例えば、その日本文化をまったく知らないカナダとかケニアなどの異文化で育った人が、腰を曲げておじぎの礼の動作をする。そして背中を押された時に、礼をしない場合と比べると？　身体の強さに大した差が出ないのではないか、と思うのですが。

宇城　その通りです。差は出ません。腰を曲げての礼の文化を持たない外国人では礼をしてもしなくても弱いですね。日本人だと差がはっきり出て、礼を強くすると背筋がしっかり通って強くなりますね。まさに礼の文化的所作が違うので、そういうことになりますね。

野中　ということは「礼をする」という社会的アクション言語が分かっていた上で「礼をする」ことによって、「強さ」が生まれるのでしょうか。

宇城　形だけの礼では強くなりません。すなわち感謝や心のこもった所作の礼でないと駄目ですね。文化として、と言っているのは、所作と心の「事理一致」に関係しているんですね。まさにそれは、その人の生き様にあると表現してもいい。私たち日本人が例えば、「はい」と言いながら、首を横に振れますか？

野中　はい……できません（と首を振る）。でも、ああ、英語のイエスだとできるかな。

宇城　そうですね、イエスと言いながら横に首を振れるんですが、「はい」と言いながら横に首を振れない（笑）。

野中　ぎこちない（笑）。やりにくいですね。質問の意味を考えるから。

宇城　日本の場合は、「はい」と首を縦に振るのは習慣化され無意識下の動作になっているんですね。従って考えながら疑心暗鬼の状態での「はい」では、縦に首を振る動作は意識してやらなければならない。その時の身体は居ついています。その時後ろから背中を押すとよろける。弱くなっているんですね。そういう意味から身体で礼ができない人、すなわち感謝の心がない人はそもそも「礼をつくす」なんてことはできないんです。形と言葉だけであって。

大人は礼については所作だけでは駄目で、感謝の心が必要なんですが、子供はただ礼をするだけで強くなりますね。これは全世界に空手道を普及されてきた、その第一人者とも言える国際松濤館《しょうとうかん》空手道連盟宗家、金澤弘和《かなざわひろかず》先生からお聞きしたことですが、昔アフリカで指導していた時、アラーの神を信じる文化圏では、アラーの神には頭を下げても人に対しては頭を下げることはせず、なかなか礼をしなかったそうです。先生が「空手と礼」は一体のものなんだといくら言っても、なかなか理解してもらえなかったそうですが、諦めずにやっている中で、ある事に気づいたそうです。

大人は素直に礼をしないけれど、子供は「礼」と言うと皆素直にする。それでたくさん人が集まる大きな大会の時に、子供たちを前に、大人たちをその後ろに座らせ、「礼」と言ったら、子供が素直に礼をするので大人もやり出したそうです。

それから数年たって「礼」を教えていなかった他流の道場はつぶれたそうですが、金澤先生の指導の下、「礼」をきちんとしてきた道場は今も健在だそうです。礼にはそういう力があるんですね。もちろん、空手と礼は一体にあるからですが。だから異文化にあっても空手という日本固有の文化が受け入れられ、礼をする。まさに、これこそが国際交流だと思います。

野中　つまりは頭で礼という事柄の意味を習う、そして「礼をつくす」の意味で、我々は頭を下げる、という事柄を身体、つまり肉体を通して理解する。それが習慣として育まれていく……。

宇城　そうです。頭での理解だけではなく身体で覚え、身につける事が大事だと思いますね。理屈ではない。私はそれが3世代続いたらＤＮＡになると言っているんですね。ただし遺伝子のＤＮＡではなく、その家の家風としてのという意味ですが。

野中　おじぎをする、というフィジカルムーブメントがどうのこうの、という問題では一切ない。ではどうしておじぎをするという事柄の中に強さが生まれるかというと、その中身を頭と身体、両方が理解しているから。

宇城　そうですね。頭と身体の同時進行で理解しているという事だと思います。身体動作を伴って行なうという繰り返しによって頭での意識動作から無意識動作に昇格できるんですね。ただしそこには心が伴っていなければならないんですが。すなわち「事理一致」の所作ということなんです。

「なんだこいつは」と相手に腹を立てながら、形上のきれいな礼をしても身体はその時点で弱くなっているんですね。実際、やってみれば分かります。理屈ではないんですね。「礼」という身体動作を通した所作の中に、感謝が組み込まれているからこそ強くなるのだと思います。感謝の心が、礼という形とも言えますね。まさに心身の一致ですね。またそのことによって周囲とフォーカスも合ってくる。

事実、所作、技の「形」と筋道、理合いとしての「心」が一致する。単に動作的に形式的に礼をするだけでは何の意味もなさず、礼はまさにもっとも日常の身近な「事理一致」の例として身心を高める一つの型でもあるということです。

野中　強さを生む。その根底にある「感謝」と「謙虚」さ……。深いです。

自然体の所作に秘められた力

宇城　あと、こういうこともあります。日本人でも外国人でも、まっすぐ立っている人を、後ろから背中を押すとだいたい揺らいでしまいますが、日本人の場合、日本文化としてのお箸を持ってご飯を食べる動作をすると強くなる。外国人はナイフとフォークで食べるしぐさをすると強くなるんです。逆に日本人がナイフとフォークで、外国人がお箸で食べるしぐさをすると弱くなるんですね。

野中　ご飯を食べるという動作がもの凄く反復されていて、日本人にとっては意識しなくても、自然体になっているということですね。

宇城　そうです。自然体とはそういう事ではないかと思うんです。競争して一番になるためにご飯を食べるわけではないからですね。

野中　それは型を学べば強くなるというのと同じですよね。

宇城　ただし、その型でもスポーツや武道などの競技化された型では、本来の自然体の姿からかけ離れたものになってかえって弱くなってしまうんですね。

野中　あります、あります。アッチャー、イェーイ、という型。

宇城　自然体で食べるという事について、もう一つ付け加える大事な事として、お箸の持ち方があるんですね。お箸の持ち方が正しくないと弱くなるんです。ですから正しい握り方が必要なんです。その握り方はいろいろな事にも通じてくるんですね。それは書道や刀の持ち方にも通じてくる。

野中　例えば、へなちょこ握りでずっとご飯を食べていたとします。その人が、ご飯を食べる所作をすると弱くなる？

宇城　弱くなります。そういう事からすると正しい所作は食のエネルギー効率をよくするのではないかと思いますね。このように何が正しいか、すなわち身体の強い、弱いになって表現される。伝統文化の型、形、所作を学ぶことがいかに重要か分かると思います。

ある時、孫の鉛筆を持つ握り方がおかしかったので、なぜかを聞いたら、字が鉛筆と自分の手で見えづらいから、見えやすいように少し横に傾けているという。確かに理にはかなっているんですが、それでは本末転倒になるんですね。正しい握り方と正しい姿勢であれば、字もしっかり見えるんですね。

孫は空手をやっていますから、サンチンの型をあえて変形してやってみせると、孫が「それおかしい」とすぐに分かったんです。それで「今の鉛筆握りもこれと同じだよ」と言ったんですね。すると「ああ確かに変だ」と気づく。「そうか、鉛筆の握りも同じで、教えられた握りのほうが正しいのだな」と理屈抜きに納得する。まさに空手の型を通しての共通理解ですね。これが先ほどの空手師弟親子塾の一つのあり方なんですね。

このように正しい姿勢で正しく鉛筆を握ると、背中を後ろから押しても背筋が通って強くなっているんですね。これは結果として強くなるのであって、強くなるからこうしてちゃんと握りなさいでは、本末転倒で駄目なんですね。

野中　現代社会はそうやって考えてみると、全てノウハウ仕立てが氾濫《はんらん》していて本末転倒のカタマリ社会に見えてきます。

宇城　その通りだと思います。「姿勢」というのは「姿」に「勢い」と書きます。まさに日常の所作、箸を持つ、鉛筆を持つなど正しい姿勢が日々きちんとできていれば身体に勢いがあり集中力も出てくるし、落ち着きも出るし、それが身につくと無意識の自然体の所作になっていく。「一芸とは普段の気配りである」ということにもつながっていくんですね。

スポーツ道に

野中　型というのは、時の洗礼を受けて生き残ってきていますから、それが人間の生き様になっているということですね。

宇城　そうです。しかし今や空手をはじめ柔道、剣道と武道全般が競技スポーツ化してしまった。本来の型からするとすでに崩れていますね。それでは型からの力は出てこないんですね。

江戸時代の剣聖・山岡鉄舟が、『剣禅話《けんぜんわ》』の中で剣術の稽古について「素面木刀《すめんぼくとう》の稽古でなければならない。打っても叩いても痛くないような面、小手をつけた剣道は、お遊びだ」と書いていますね。面小手の防具をつけた稽古では真剣さが欠けることで実戦では使えないからです。それと竹刀の立ち合いでは技はもちろん、それ以上に大事な心が鍛えられないからなんですね。

素面木刀の稽古ともなると師匠といえども愛する弟子を傷つける場合がある。しかしそれでは師匠本来の姿ではないと鉄舟は戒めているんですね。それには相手を傷つけずに観念させる剣術でなければならなかった。つまり「まいった」と言わせることですね。その剣こそが、まさに「先《せん》を取ること」で、究極それを可能にするのが「気」という次元にあって、そこに入っていくのは必然的だったと思いますね。

先《せん》を取るとは、相手の事の起こりを押さえること。打つ前に入っていくことで相手を制するということです。すなわち初太刀で制することが必要なんですね。それには気は絶対なんです。

なかには、先《せん》を取られているにも関わらず、それに気づかず打ってくるのがいる。そういう身の程知らずの者は所詮実戦では命とりになるのは明白で、それ故に稽古の中でたとえ負傷させせようがその怖さを教えることで、「今のレベルでは命を断たれているぞ」ということに気づかせているんですね。

師匠自身が修業不足で弟子を傷つけてしまうのと、弟子自らに気づきを与える愛の剣とでは、その厳しさが違うんです。まさに師弟愛ですね。山岡鉄舟は小説などでは豪剣とも思えるような描写になっているのですが、文献や資料に見る剣術のほうは「剛力であってはならない」と、剣の持ち方にしても「手の内を柔らかく」していなければならないと言っていますね。

野中　あ、それはゴルフも一緒です。ぎゅっと握ると距離が出る気がするけど、ゆるくないと飛ばない。でもまず教わったのは、「グリップはしっかりと」でした。全て逆、逆を教えていますよね。グリップは大事だから、ぶれないようにしっかり握ってと。

宇城　そうですね。スポーツは成績につながればそれが最も適した正しい握りになる。しかし、剣では、そうはいかないんですね。スポーツの最大の課題は年齢のピークがあるということですね。そこに永遠性、不変性がないわけです。

武術というのは死ぬまで修業でなければならない。だから常に変化していく中で進化を通して不変が養われていく。そして何よりもスポーツと異なるのは、年齢を理由としない修業年数の積み重ねができるから、深さに気づくことができる。そこでは当然「上達していく」というのが真理でなければならない。

武術は一生修業の積み重ねの中で、加齢に対しても答えとなる内面の技が必然的に培われてくる。まさにそれは年齢に関係なく、積み重ねの修業によって培われるものです。真理とは不変かつ普遍の法則でもある。そこに向かっていくからこそ、一生続けられるし、やりがいもあるんですね。

野中　まさに生きていく道としての「道《どう》」がそこにはある。

「積の法則」で生きる

宇城　私の指導理念の一つですが、人間は「積の法則」に従うとうまくいくと考えているんですね。

野中　セキ？　ゴホンゴホンの咳ではなく（笑）、掛け算ということですか。

宇城　そうです。どういう事かと言うと、1×1×1×0＝0。すなわち積では0が一つでもあると全て0になりますね。これを「積の法則」と言っています。

一方、「和のあり方」は、1＋1＋1＋0＝3で0は無視されます（次ページ　図1）。そこでこの積と和ですが、「積」では1×1＝1、1×1×1＝1となります。一方「和」は、1＋1＝2、1＋1＋1＝3になりますね。ここで全ての1に（m）という単位を与えると、1×1＝1（㎡）と面積になり、1×1×1＝1（㎥）と体積になります。一方「和」だと、1＋1＝2（m）、1＋1＋1＝3（m）と線です。

つまり、「積」では面積から体積へと形が「変化」しますが、「和」は線のまま「変化」がありません（図2）。

（図1）　〈積〉→ $1\times1\times1\times0=0$
〈和〉→ $1+1+1+0=3$

（図2）

〈積〉　1m×1m＝1㎡……………（面積）
1m×1m×1m＝1㎥……（体積）

〈和〉　1m＋1m＝2m……………（線）
1m＋1m＋1m＝3m……（線）

さらに「樽桶《たるおけ》の法則」というのがあります。これは「積の法則」の完成版とも言えるものですが、例えば、よく言われる「心技体の一致」、これを「樽桶の法則」に当てはめて考えると分かりやすくなります。

今、「心」が30点、「技」が40点、「体」が50点とします。「足し算」では１２０点で平均が40点になりますね。しかし「樽桶の法則」だと平均が30点となるんです。なぜならば樽に水を入れると、一番低い30点の「心」のところから水がこぼれてしまうから「技」も「体」も30点になるんですね。

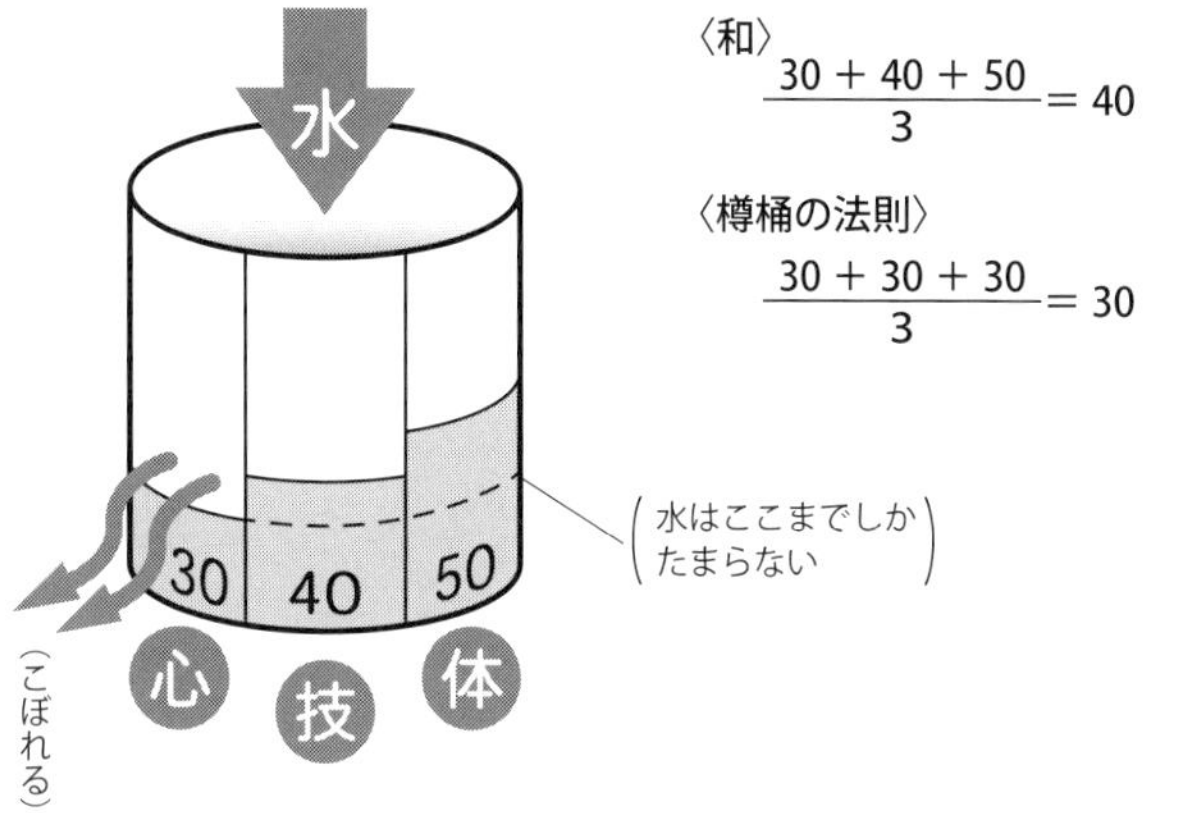

（図３）樽桶の法則

従って「樽桶の法則」でも、一つでも０点があれば、そこから全て水はこぼれるので、他も全て０点になる。まさに積の法則と同じです。「和」では樽桶の法則が成り立ちません。まさに線の和だから、立体としての、すなわち形が見えてこないんですね。

「積」は樽という器が見えるからこそ、その形に従って心技体を一致させたらよい。それは人生にも通じることだと思うんですね。

スポーツでは、「心」をメンタルトレーニングという「他」に依存し、「体」も筋トレという「他の力」で補っています。

また「技」はスポーツの場合、ルールに従う中でのテクニックとしての技になり、心技体の一致とは元々ならないんですね。空手の師である座波先生は常に「型で鍛える」という事を言われていましたが、今、その意味がよく分かるんですね。

今の教育は、学問もスポーツも知識で知識を教えているんですね。それはルールには め込む教え方ですね。だからルールを守らないから駄目だというあり方となり、自主性が失われていく。しかし、人間はうまい具合にできていて、押し込まれ強制されると反発心が出てくるんですね（笑）。

三つ子の魂百まで

野中 これは誰もが思うことだと思うのですが、先生の場合何が違うかというと、先ほどのお話にあるように、先生は、居合の先生の動きを見て、①②③④が入っているということを見ていく。まず「先生のようになりたい」というところで、居合の先生をビデオで撮り、０１のデジタルで落とし込んでいって、何が違うのかというのを自分の目と頭と体で見ていく。そしてああ、師は③番目がないんだということに気づく。

先生の中で、「あのようになりたい」という、ミラーニューロンがまず働く。きっと内的創発というのはミラーニューロンにあると思うんですよね。擬態なんていうのは、ランになりたい、あるいは落ち葉と同じ羽根になったら、鳥さんに見つからずに食べられないで済むのにぃ…と虫さんが強く思っているうちに500年か、何千年か分かりませんが、長い「時」をかけてそういう形になるという。それと同じで、先生のようになりたい、なりたいと思って、先生に怒られたり褒められたりしながらも熱く強く「あのようになりたい」と学び続けていく。

宇城　江戸時代の剣術書に『天狗芸術論《てんぐげいじゅつろん》』という書があり、その中の水月《すいげつ》の章に、「月は池にうつるともなく、池は月をうつそうともおもわぬ広沢の池」というのがある。これはどういう意味かというと、月という実体をしっかり捉えていれば、いつも自分の中にそれがうつっている、つまり池にうつっているという月は、自分の中に師を絶対としている限り消えないということなんですね。

子供というのは、「こうしなさい、ああしなさい」ではなしに、例えば具体的に一人の人間が大勢を押すという今の常識ではあり得ないことを実際見せてやる。そしてそれを子供にもやらせる。大人ができないのに子供ができた。子供はその事実を素直に受け入れるのですが、大人は「えっ、何で？」と疑心暗鬼《ぎしんあんき》なんですね。それは今までの常識が邪魔しているからなんですね。大人でも実際体験した人は疑心暗鬼から「なぜ？」に変化する。しかし体験せずそばで見ていた人はしっくりこずに疑心暗鬼が解けない。子供はその理解が早い。すなわち現実を飲み込めるんですね。スピードがある、だから変化していく。

子供は好奇心に向かう。またそれを示してくれた人に心が向く。そういうところから信頼関係ができ、見習うようになっていく。大人の場合はそれが素直にできないから、対立的な筋トレだというように、「足し算」的なやり方をやってしまうんですね。足し算をやっていくと身体はどんどんバラバラになっていき、身体に歪《ゆが》みが生じ何らかのはずみで体を崩すんですね。

本来人間の誕生過程を見れば分かることですが、1ミリにも満たない受精卵が分裂を繰り返して自らの細胞が変化して生まれてくるのが人間なんです。ところが物の場合は、例えば飛行機が百万個の部品でできたとしても、そこにはまず設計図があって設計者がいる。設計図があるという事は最初から完成品としての形と機能は分かっているんですね。「足し算」というあり方は、この物の生成過程と同じですね。

人間は生まれてから3歳までの3年間は非常に大事で「三つ子の魂百まで」と言われているのにその間、覚えていない。覚えていないけれども、その3年間に未来をどう生きていくかの可能性としての準備はできているんです。

動物の場合は、親は赤ちゃんを護ろうとして、たとえ大きい相手でも立ち向かっていく愛が本能的に備わっている。そして愛の本能のままずーっといく。人間は3歳を過ぎてから大脳皮質が発達してくる。動物との違いは、人間は本能だけでなく、大脳皮質が加わるということなんですね。しかしその大脳皮質も知識の詰め込みにしてしまうと、三つ子の魂を抑え込んでしまう。宇宙と一体になることによって生かされるエネルギーがあるにもかかわらず、3歳までの魂が知識によって塞《ふさ》がれてしまうんですね。

その例として、赤ちゃんは教えなくても自然に2歳頃から言葉を覚えてしゃべるのに、中学校ぐらいから勉強する英語は単語、文法などいろいろ勉強しても、たとえテストで百点とっても結局しゃべれないという現実がある。この矛盾はまさに知識詰め込みによって本来ある能力を塞がれているということだと思うんですね。

50年前も今も、子供は生まれて3歳までは変わらないと思うんです。3歳以降で変わってくる。

野中　村上和雄先生がおっしゃっていましたが、遺伝的な肝臓病だとずっと言われてきている親から双子が生まれて、その二人が別々に育てられ、一人はまったく肝臓病のない親に育てられる。するとその子は発症しないという研究結果が出た。つまりDNA（遺伝子）上にその因子があっても、それをON（発症）させるのは日常的な生活習慣のほうがより大きな要因となるということだと。遺伝子は全部コードが決まっていて、それで再現性があるから親が頭が良ければ子も、と良くなるというようなものではない、と。生活がだらしない親に育てられた子供はだらしなくなるのと同じで、病もそれと同じ部分がある、と。

宇城　まさしくダーウィンの進化論に対するラマルクの進化論ですね。ラマルクはよく使う部分は発達し、その発達した形質を受け継いでいくことで進化するという「用不用説」を唱えています。一方進化論の代表とされているダーウィンは、より有利な形質をもつ固体が継承していくという「自然選択説」を唱えています。

私なりの解釈かも知れませんが、あえて言えば、ラマルクは調和説で、ダーウィンは有利競争結果説ですが、今私が実践実証している「気」のあり方からすれば、ラマルクの「生体に内在する力」という積極的かつ人類に元々備わった能力を引き出すほうがしっくりきますね。

逆に不用であればそれは継承されないということでもありますよね。エントロピー増大の法則の時間の矢は秩序から無秩序に常に向かっているという事象は、何もしなければ劣化していくということであり、その劣化は継承され、さらに劣化するということでもありますよね。それじゃいけない。何とかしなくちゃですよね。

野中　これは心理学者の河合隼雄さんから伺った話ですが、とにかく子供を育てるのに一番大切なのは、3歳くらいまでの間に、徹底的に地球のエネルギーが持っているものを子供に与えてあげること。つまり愛して愛して愛し抜きなさい、と。あなたが生まれてきてくれたことがそれだけで幸せなこと。そのままのあなたの存在が宝物なのよ、ということを伝えること。

徹底的に言葉でも、スキンシップでも、喜びの歌であってもいいから、本当に命って素晴らしいということを伝えていく。3歳までの間に、育みとして与えていくことが大事である。

宇城　その通りだと思います。最も大事な第一段階なんですよね。

知識と体験

野中　武道の表現型、すなわち武道の型という考え方からすれば、私は成績が優秀だから、良い頭で考えて勝負に対応できますよ、という考え方はどこも全部隙だらけだよということになる。でも先生は頭でも身体でもどこから何を言われても大丈夫というのを理論的にも証明し、かつ実際に実践して検証されている。頭脳も知能も経験知として先生の中で積み上げていらっしゃる。

ふつう「頭脳から身体脳へ」というと、ああ、そうか考えることをしなくていいんだ、と。そういう浅薄な読み取り方をする人が多いと思うんですよ。昭和の高度経済成長期の日本は、頭脳というのは、覚えること、いわゆる偏差値などで数値化できることで競わせてきた。でも、そんなものは実は本来の頭脳でもなんでもなくて、記憶脳でしかないのですが。

宇城　その通りです。例えば本物の刀を見せるでしょう。触れれば怪我をするのに、刃に触ろうとするんですね。人間というのはそういうところが元々あるんです。また刀を触ったこともないのにいくら豊富な知識があったとしても、刀を実際に持ったことのある人との話は違いますからね。銃もそうですね。「引き金は重いですね」とか。だから「ぼーん！」とやってしまう時がある。それは実際に自分が持って、やってみないと分からない。

野中　先ほどの山岡鉄舟や辰巳先生のスープとか、ご縁がずっとつながっているというお話。そこから社会や宇宙や（笑）大げさに言えばですが、周りとのより深い関係性を自分の中にしっかりと思いますよね。するとズーンと何か自信と言うか、落ち着きをもって自己認識をすることができる。「知らない」よりも「知った」ほうがいいことがいっぱいある。それは、先生がおっしゃるところの非可逆ではなく、可逆なんだと思うんですね。ところが知っていること、頭で分かった気になっていることと、ほんとうに理解し身についていることとは似て非なるものなんだと思うんですね。
でも同時に、「知ってから体験」したほうがいいことと、「知らないで体験」したほうが感動があるという場合と両方あると思うんですね。子供によっては、「この子の場合は、刀を触らせて指を切って多少出血させたほうがいい」という場合もあれば、この子はきちんと事前に「こうして、こうしなければならないよ」と言って聞かせたほうがいい。そういう子もいると思うんですね。話をしてからのほうが余計感動する子と。そのレセプターがそれぞれ違うんじゃないかな、という気がするんですが。

宇城　そうだと思います。それと年齢による時期というのもありますよね。例えばここに100人がいて、全員にビールの味を説明したとしても、受け取り側の味は百人百様で、しかもそれを確認することはできないですよね。それよりも全員にビールを飲んでもらったほうが早いんですね(笑)。言葉と触覚ではその得られる情報の桁が違うわけで、味は言葉で説明できるようなものではないですからね。飲んだ感想を聞く。それぞれ違う。まさに体験に勝るものはないですね。

ある時うちの孫が、お好み焼きをしていて、手がプレートに触れて軽い火傷をしたんですね。その時、アイスノンで私が冷やしてやったんです。早く焼こうと思って強く押さえたら、今度は私がプレートに触れてしまって「あちーっ」とするのを見ていたんです。孫がすかさず冷凍庫からアイスノンを出してきた。自分で体験した事は身心に残り、気づくのが早いんですね。

野中　それこそが子育て、「共育」ですね。ともに育つ。教えて育つんじゃないんですね。

人間力を取り戻す

野中　さあ、これから、またさらに先生が目指していらっしゃる方向は一体どんな分野へのベクトルなのでしょうか。

宇城　今、当たり前とされている常識がそうでないという事と、科学や政治を含め権威主義になり、今や誰が見ても理不尽な事がまかり通っている。まさに人間が劣化してきているように思うんですね。これではという思いから湧き出ることを為していくということですかね。つまり今ある感性に集中することで目指しているものが勝手に出てくるという感じですが、目指すものは「人間力」の復活だと思っています。その人間力の根源は「心」にあると思っています。その心を取り戻すということですかね。

それには前に向かって進むだけではなく、良き時代の昔に向かっていくということかも知れません。今のまま前に進んでいけば、落ちる所まで落ちるような気がしますね。今の常識にある知も、一度原点に回帰してみる必要があるのではと思っています。それこそが今の前進ということかも知れませんね。

野中　知らざるを知る。これ、知るなり、でしょうか。知っていると思っていたものもまだ分かっていないことに気づきなさい。そうしてこそ初めて「知る」という域に入っていくことができるのだ、と。

宇城　まさにその通りです。その事によって今の常識はもう常識ではないという事も見えてくる。そうすると、例えば、力だったら力を強くする方法として筋トレをやりますが、そうではない力があることに気づく。そういう力があるという事に気づけば、逆に筋トレによって本来人間に備わっている力が発揮できなくなっているという事も分かってく

< 変化・成長へ導く　宇城流プログラム >

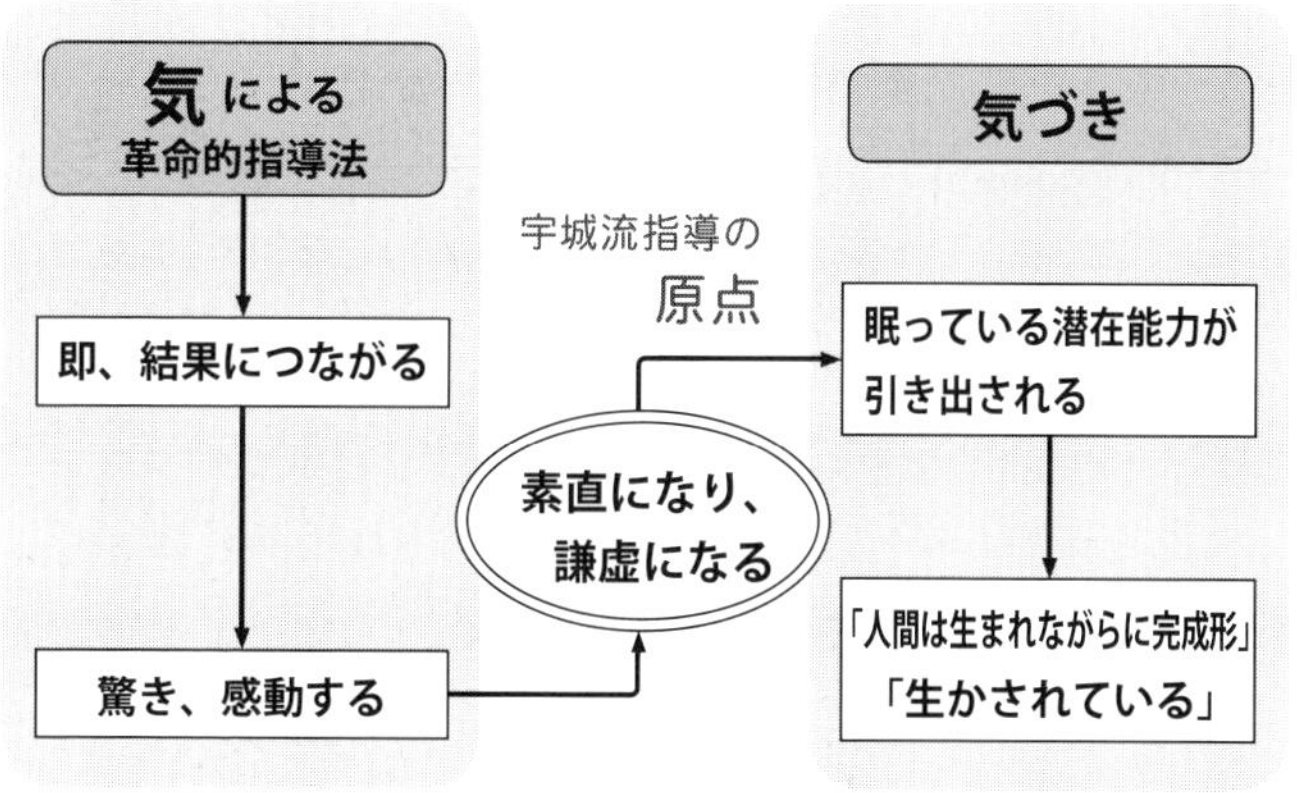

宇城塾の理念

生かされている存在としての自分、

すなわち身体の気づきを通して、人間として成長する。

知識によって作られた横着な自分からの脱却。

そして何が一番大事なことかに気づくこと。

る。ライオンや象など自然界の動物は筋トレなどしませんからね（笑）。

野中　その気づかせる、というのが先生の指導法の根幹であるわけですね。

宇城　はい、「教える、学ぶ」という現在のあり方に対して、私の指導法というのは「気づく、気づかせる」というものです。気によって、自分ではとても不可能だと思っていたことが実際にできる、という体験をすることが、自分の中に眠る潜在能力への気づきにつながっていくんですね。その体験を繰り返す中で、人は皆素直になり謙虚になっていきます。人は謙虚になることで初めて成長に向かうことができると思っています。そしてそれが人間力を取り戻すきっかけになっていってほしいと願っているのです。

内面の小宇宙

野中　先生は全てが同時進行なんですね。ご自分のことを客観的に上から見る形をやりながら前や後ろに思いをはせる。それがお話を伺っていると分かります。

先生にとっては全てのこと、いろいろな事柄が複合的に肉体化していらっしゃると思うのですが、何の修業の時に一番深く自分に深さを与えてくれたという印象をお持ちですか。

宇城　今もそうですが、謙虚になって自分自身の「深い」ところに向き合うということが大事だと思っています。具体的な空手や居合のような習い事では、そこに向かわせる師匠の存在は絶対です。師匠の導きに対し、それを映しとる謙虚さと、そこに向き合う自分の時間を持つということ。そして浮かれない心を持つということです。

もう一つは宮本武蔵の言葉にある「我以外は全て師なり」という心境で日常を生きるという事ですかね。そういう中で常に自分と向き合う時間をつくる、いくら忙しくても。そして内なる無限に気づくということではないでしょうかね。いちいち頭で考える事はありませんが、無意識下の気づきが大事だと思います。

野中　地球という星も宇宙の中にポツンと存在する太陽系の中の一つ。「スターウォーズ」は常に戦う我欲のストーリーですが(笑)、あれはいかにもハリウッド好み。超我欲、拝金的な業界のたまものだと思いますが。あんなものとはまったく異なるのが宇宙という営みであるといつも思っているのですが、例えば、宇宙の大原則は、よりよく生きることに気がついた者に力を与えてくれるようなエネルギーでできていると思うのです。

宇城　決して自惚れで言っているのではないのですが「気」が自在に使えるというのはどう見ても人間技とは思えないんですね。まさしく宇宙の大原則にそって力を与えてもらっているのかな、と思う時があります。それほど気のエネルギーは凄いんですね。あらゆることを気づかせてくれることも含めて。

野中　だから、先生のおっしゃった、卑怯か卑怯でないかという話。利他じゃなくて自利のほうで「俺は勝ちたいんだ」というほうへいった時は、その宇宙を支えているエネルギーとシンクロできない。先生は常にシンクロすることができて、宇宙のエネルギーの営みの中に、ご自身を入れることができる、溶かすことができる。それをいただくことができる。それをちょっとあの人に分けてあげよう、ということもできる。

先生は生きていくという事柄全部で、宇宙のエネルギーと同調できる方なのだと思うのです。

宇城　不思議なんですが、実感としてそういうふうに感じる時がありますね（笑）。

野中　己れの中に、誰でもが持っている「気」に気づき、鍛錬することで人生そのものが変わっていくこと。そのレベルの「気」と、さらにそれを自分以外の人々や、空間そのものへの変化として発することができるようにもなれること。うっすらと、そのあたりまでの理解ができるようになりましたが、医療や芸術分野とのかかわりなど、さらに次から次へと興味と「なぜ」が湧き上がってまいりました（笑）。

是非、またこりずにお教えください。

宇城　もちろんですよ、喜んで（笑）。

おわりに

気とは「どうしたらできるようになりますか」というようにハウツーで学べるものではない事は確かです。それは「気」のエネルギーがあまりにも大きすぎるからです。

宇城塾や講演会などを体験してきた人はいろいろな実証事実を通して理解することができますが、本やＤＶＤだけでは、多くの人が疑心暗鬼になります。目に見えない世界だけに、体験せずに理解することは難しく、ましてや知識や数値による錯覚をしている科学者たちは、なおさらそのことに気づくことができません。それ故に、事実を受け入れるためには、まずは自らの器を大きくしなければなりません。このことを優先することが第一です。

「気」を別な角度から表現すると、形を変えた「愛」とも言えます。アインシュタインが娘リーゼルへ遺言としてあてた手紙の中で、あの有名な$E=mc^2$は、「愛の方程式」

であることを明らかにし、「愛こそが宇宙の最高のエネルギーであり、人を人に引きつける引力であり、この世界の全てを支配する力である」と記しています。

すなわち「気」とは、人間世界の小宇宙という次元における調和・融合を生み出すエネルギーでもあります。

カップになみなみつがれた熱いコーヒーに石ころを入れたらこぼれますが、角砂糖を入れてもこぼれません。それは石と違って角砂糖はコーヒーに溶けるからです。そして甘いコーヒーに変化します。調和・融合というのは溶け込んで、一つになるということです。

人間が小宇宙の次元にあると言えるのは、自意識の「生きている」という以前に、大宇宙の中で「生かされている」という大前提があるからです。

その大前提とは、我々人間は空気や水が無ければ数分も生きられないということです。その生命をつなぐ空気や水は誰がつくったのでしょうか。最先端の科学をもってしても、未だに分からないのです。それはこれからも永遠に分からないでしょう。まさに不思議であり、神秘です。分かっていることは、我々は「生きている」のではなく、この神秘の空気や水に溶け込んで「生かされている」という真実です。この〝溶け込んで〟という調和・融合する生き方こそ、人間の潜在能力が引き出されるあり方であり、「気」はまさにその調和・融合を能動的に可能にするエネルギーです。

一方でその反対にあるのが、対立・衝突です。対立は争いを生み、戦争にもつながります。どんな理屈をつけても戦争は殺し合いです。大宇宙の中で生かされているという立場にありながら、なんと愚かな矛盾した行為であることでしょうか。

今のあらゆる理不尽や矛盾は、大宇宙の中で生かされているという、この大前提を無視した愚か者による仕業としか言いようがありません。

まさに、それは人間力の劣化によるものと言えます。そしてその事は多くの負の現象を引き起こします。その個の集まりである組織、団体、国家にあっては、さらに大きな負の現象を引き起こします。まさに今、日本、世界にそういう状況がつくり出されているのではないでしょうか。

負の現象は取り返しのつかない負の遺産を残します。21万人以上の犠牲者を出した広島、長崎への原子爆弾投下、その真実も今、明らかにされつつありますが、全ては欲から生まれた酷い権力争いによるものです。いずれこの欲は膨れ上がって自業自得のつけとなるのは誰の目にも明らかです。

今、世界には、地球上の生命体を全て殺すだけの１５０００発の核がすでに存在しています。平和利用するはずだった原子力発電も、今や形を変え、負の大遺産として存在しています。今回の福島原発事故のいきさつがその全てを物語っています。

勤勉で真面目で誠実であったはずの日本人がこれほどまでに愚かになっている。そうであってはならないと誰もが思っている筈です。その事に気づかせ勇気と自信を与えてくれるのが、今の常識や科学にない、調和・融合の世界を創り出す「気」のエネルギーです。調和・融合の生き方とは愛に満ちた共存共栄の生き方です。愛の根源は「心」です。江戸時代の剣術の多くの流儀においても、その究極にある極意は「真心」にあると記しています。そしてそれを具現化するものが術技の上の次元に見る、目に見えない「気」にあるとしています。

拙著やＤＶＤ、宇城塾などで示す実践事例で示しているように、「気」は、まさに今の常識ではあり得ないことを可能にします。講演会などにおいても、それまで疑心暗鬼だった人が、実際に気によって引き出される自分の人間力を体験して驚き感動し、そこから大きく変化していくのを多々見てきました。今、必要なのは、この本来の人間力への気づきであり、それを取り戻すためのプロセスです。そして具現化することです。

未来は「今」の中に存在します。だから今という一瞬一瞬を変えることによって未来は見えてきます。未来の夢を語るだけで、今の一瞬を変化させなければ、夢はただの理想となります。今の一瞬を変化させるからこそ、夢は現実になるのです。

「進歩成長とは変化することである。
変化するとは、深さを知ることである。
深さを知るとは、謙虚になることである。」

「気」は今の一瞬を大きく変化させ、進歩、成長させていく大きなエネルギーであり、同時にそれは、その人の生き様にあり、それはすなわち謙虚に学ぶ姿勢です。また具体的な変化のあり方は、誰にも平等に存在している「今の一瞬」という同じ時間の中のスピードです。そのスピードを変えていくという事です。

時間の中のスピードを変えるとは、例えばお年寄りが電車に乗ってきた、「ゆずろうかな」では遅く、ゆずってしまっているスピードのこと。気づいたらゆずってしまっていたという無我のスピードは、愛の行動としてその行動がまた一方で心をつくる、この循環が自分の内なるスピードを創り出していくということです。

そして、自らの生き様、人生を通して、まさに、そのスピードを通して自得する世界に「気」はあるのだと思います。

今回、世界で活躍されている野中ともよさんの頭脳明晰な問いかけで、目に見えない気のエネルギーとそれによって希望ある未来にしようという思いを、大きく前進させることができました。

素晴らしい時間を共有させていただき、心より感謝いたしております。

宇城憲治

宇城憲治 うしろ けんじ

1949年 宮崎県小林市生まれ。1986年 由村電器㈱ 技術研究所所長、1991年 同常務取締役、1996年 東軽電工㈱ 代表取締役、1997年 加賀コンポーネント㈱ 代表取締役。

エレクトロニクス分野の技術者として、ビデオ機器はじめ衛星携帯電話などの電源や数々の新技術開発に携わり、数多くの特許を取得。また、経営者としても国内外のビジネス界第一線で活躍。一方で、厳しい武道修行に専念し、まさに文武両道の日々を送る。

現在は徹底した文武両道の生き様と武術の究極「気」によって人々の潜在能力を開発する指導に専念。宇城空手塾、宇城道塾、親子塾、高校野球塾、各企業・学校講演、プロ・アマ スポーツ塾などで、「学ぶ・教える」から「気づく・気づかせる」の指導を展開中。

㈱ＵＫ実践塾 代表取締役
宇城塾総本部道場 創心館館長

創心館空手道 範士八段
全剣連居合道 教士七段（無双直伝英信流）

著書に『人間は生まれながらに完成形』『武道の原点』『空手と気』『気の開発メソッド』『人間と気』『気でよみがえる人間力』『子どもにできて 大人にできないこと〈DVD付〉』『気によって解き明かされる心と身体の神秘』『ゼロと無限』『一人革命』『異次元時空を生み出す気と重力』（どう出版）、『武道の心で日常を生きる』（サンマーク出版）他多数。

ＤＶＤに『宇城空手』全３巻、『人間の潜在能力・気』全２巻、『サンチン 上巻・中巻・下巻』『永遠なる宇城空手』『宇城空手 in AIKI EXPO』（どう出版）がある。

ＵＫ実践塾ホームページ　http://www.uk-jj.com
宇 城 道 塾ホームページ　http://www.dou-shuppan.com/dou

〈聞き手〉 **野中ともよ** のなか ともよ

ＮＰＯ法人ガイア・イニシアティブ代表。
上智大学大学院文学研究科博士前期課程修了。1979年よりＮＨＫで「サンデースポーツスペシャル」「海外ウィークリー」、テレビ東京「ワールド・ビジネス・サテライト」など、スポーツから国際政治まで幅広い分野の番組キャスターとして活躍。ジャーナリスト活動のほか、各種社会団体、政府審議会の委員、企業の社外取締役などの役員として活躍。2002年に三洋電機社外取締役に就任、その後2005年～2007年同社代表取締役会長。2007年にＮＰＯ法人「ガイア・イニシアティブ」を立ち上げ、地球環境問題、エネルギー問題に取り組んでいる。East West Center研究所（ハワイ大学）客員研究員。ローマクラブ正会員。国境なき医師団フィランソロ ピック・アドバイザー、「科学技術イノベーション政策研究の方向性に関する有識者懇談会」/文部科学省等 委員。

ＮＰＯ法人 ガイア・イニシアティブ　http://www.gaiainitiative.org
野中ともよ オフィシャルサイト　http://tomoyononaka.com/about

すべての人に気は満ちている
なぜ、宇城憲治は「気」を自在にするまでに至ったか

2017年4月5日　初版第1刷発行

著　者　宇城憲治

定　価　本体価格 1,600円
発行者　渕上郁子
発行所　株式会社 どう出版
〒252-0313　神奈川県相模原市南区松が枝町14-17-103
電話　042-748-2423（営業）　042-748-1240（編集）
http://www.dou-shuppan.com
印刷所　株式会社シナノパブリッシングプレス

ISBN978-4-904464-80-9

宇城憲治の本

気の開発メソッド
【初級編】統一体・身体脳の開発

人間の活力源・潜在能力を引き出す具体的方法を解説。
第一部　気を流す
第二部　気を活かす
付　録　身体に「気」を流す体操――宇城式統一体体操
・B5並製　・定価　2000円＋税

気の開発メソッド
【中級編】覚悟する身体・肚をつくる

「気」による変化の体験を通し、気の存在を詳しく解説。
第一章　「気」とは何か
第二章　「気」のしくみ
第三章　「気」は不可を可とする
第四章　「気」の可能性
付　録　統一体呼吸法
・B5並製　・定価　2000円＋税

心と体　つよい子に育てる躾
地球とつながる子供のエネルギー

本書では、これまで誰も気づくことのなかった、躾や日常で行なう挨拶や礼儀などの所作のなかに潜む不思議なパワーをイラストつきでわかりやすく紹介しています。イラストで検証方法が詳しく紹介されているので、学校や家庭で実践するのに最適な教材です。
・A5並製　・定価　1300円＋税

宇城憲治のＤＶＤ

ＤＶＤ

永遠なる宇城空手

コロラド合気道合宿指導

米国コロラド州で行なわれた大規模合気道合宿に、４回（２００５年〜２００８年）にわたり宇城憲治師範が唯一、合気道以外の招待師範として招かれ合気道指導者２５０名に指導した時の記録。

・収録時間　42分　・定価　３７０４円＋税

ＤＶＤ

宇城空手 in AIKI EXPO

流儀・会派を越えた　武術・武道の祭典

世界の合気道の祭典　AIKI EXPO に指導者として招待された宇城師範のゼロ化しての投げ、突き、蹴りなど迫力の指導や、サンチン、パッサイ、セイサンの型演武、ロシア武術システマの創始者リャブコ氏との対談模様を収録。

・収録時間　26分　・定価　３７０４円＋税

ＤＶＤ

人間の潜在能力・気

【全２巻】

接した人全ての潜在能力を目覚めさせ、人を根底から変化に導き、希望につなげる事ができる「気」。「実存する気」がわかる画期的ＤＶＤ。

・収録時間【第一巻】84分【第二巻】115分

・定価　各巻　６０００円＋税

文武に学び　未来を拓く

季刊　道　［どう］

『道《どう》』は、日本人の真の強さとその心の復活を願ってあらゆる分野で活躍する方々の生き方に学ぶ季刊誌です。

社会を良き方向にするために現在実践を通して活躍されている方々と宇城氏との対談や、宇城氏による連載が掲載されています。

・1、4、7、10月発行・定価　１１４３円＋税

【定期購読料】

1年（4冊）につき　５０００円（税・送料込）

【お申し込み】電話　０４２・７４８・２４２３

発行　どう出版